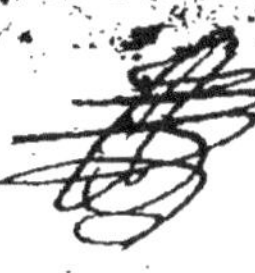

DIONYS.   FRANC.
SECOUSSE, EQUES, IN PARIS.
CURIA PATRO. ET É REG. HUMAN.
LITTER. ACAD. 17

NOUVEAU SISTEME DES BAINS

ET

EAUX MINERALES DE VICHY,

FONDE' SUR PLUSIEURS belles Experiences, & sur la Doctrine de l'Acide & de l'Alcaly.

OUVRAGE CURIEUX ET necessaire à tous les Physiciens, & aux Malades, ausquels il donne de grandes lumieres sur la Nature & sur les effets des Bains & Eaux Minerales en general.

Par M. CLAUDE FOUET, *Conseiller Medecin ordinaire du Roy, Intendant & Maître de ces Eaux.*

DEDIE' AU ROY.

A PARIS,

Chez ROBERT PEPIE, ruë S. Jacques, à l'Image S. Basile.

M. DC. LXXXV.

Avec Approbation & Privilege.

AU ROY.

 I R E,

L'on s'étonnera peut-être dans le monde, de ce que je prens la liberté d'offrir un Ouvrage de la nature de celuy-cy à vôtre Majesté : mais SIRE, je me flatte que vous le verrez pourtant de bon œil, & que les honnêtes gens reviendront de cette surprise, & avoüeront aprés vôtre Majesté que la matiere que j'y traite n'est pas indigne de vous, & qu'elle ne peut ny ne doit être presentée qu'à un grand Roy. En effet, SIRE, si je ne sçavois que vôtre Majesté est parfaitement bien instruite de l'Histoire, je luy ferois connoître l'estime & la consideration que les plus grands Princes qui ont regné dans tous les siecles, ont eües pour les

EPISTRE.

Eaux Minerales, & les Bains chauds naturels, dont ils ont fait toûjours leur plus doux plaisir. Ie dirois que leur origine n'est pas moins ancienne que le Monde, dont les premiers hommes commencerent l'usage, pour joüir des delices que la nature leur offroit, & que ceux qui les ont suivis les ont continuez ; les Hebreux, les Caldéens s'en firent de considerables, & Salomon même le plus sage des Hommes, & qui connoissoit si bien la nature de toutes choses, fit faire deux Bains ou deux Lavoirs fameux dans l'Ecriture. Les Scithes, les Perses, les Carthaginois & les Grecs ont eû des Bains ; & Darius ce Prince infortuné, n'en fit bâtir de riches que pour en faire l'admiration de son Vainqueur le Grand Alexandre, qui en avoit pourtant de magnifiques, & l'on dit même que sa grande vigueur étoit l'effet du frequent usage des Bains. Les Empereurs Romains ces sages & fins Politiques, reconnoissans que les Bains étoient le charme le plus assûré pour gagner le

EPISTRE.

cœur des Peuples, donnoient leurs plus
grands soins aussi bien en têms de Guer-
re qu'en têms de Paix, pour leur en
faire de publics, pour l'entretien des-
quels ils n'épargnoient rien. I'obser-
verois, SIRE, à Vôtre Majesté,
que nos Peres les premiers Gaulois
qui ne leur ont jamais cedé en sagesse,
ny par la force des Armes, ne leur
ont pas cedé non plus par le nombre
& par la magnificence de leurs Bains.
Nous avons encore dans vôtre Royaume des ruines & des Monumens qui
parlent assez de leurs superbes Gran-
deurs. Enfin, SIRE, je n'oublierois pas
de faire remarquer à vôtre Majesté que
quelques-uns de nos Roys vos Ayeux
ont aimé les Bains, & s'en sont servis
pour la santé aussi bien que pour le plaisir, comme Charlemagne, Henry III.
& Henry IV. qui ont fait renouvel-
ler l'ancienne splendeur des Bains
de leurs Etats; & vôtre Majesté même
a donné souvent des sommes considerables pour le rétablissement de quelques uns. Aprés cela, SIRE, quand je

ã iij

EPISTRE.

n'aurois point d'autre raison pour oser
dédier ce discours à vôtre Majesté, ne
seroit-elle pas plus que suffisante pour
me le permettre? ou plûtôt ne seroit-
elle pas une loy indispensable pourm'y
obliger? D'ailleurs, SIRE, l'accüeil
favorable que vous avé toûjours fait
aux gens de Lettres, principalement
à ceux qui étudient la Nature, ne seroit
il pas un chemin ouvert pour vous
presenter ce petit Traité des Eaux de
Vichy. Ouy, SIRE, si je n'avois travaillé que pour la seule gloire & pour
avoir l'honneur de le faire paroître aux
yeux de vôtre Majesté, j'y serois bien
fondé; mais j'ay des motifs bien plus
pressans, & ces raisons de convenances
sont soûtenues par des raisons de ne-
cessité; je veux dire, SIRE, que je suis
obligé de faire cette démarche pour
informer VOTRE MAIESTE' que je
me suis déja acquité fidellement du
devoir de ma Charge d'Intendant de
ces Eaux dont il vous a plû de m'ho-
norer, puisque les Edits & Declarations de Henry IV. vôtre Ayeul, pour
la creation de nos Charges, confirmez

EPISTRE.

plusieurs fois par V. Majesté outre les Statuts & Reglemens, nous ordonnent expreßément de rechercher avec aßiduité & application la Nature & les vertus des Eaux pour lesquelles nous sommes commis, pour la commodité & sûreté des malades. Voilà, SIRE, les veritables & les plus justes engagemes que j'ay eûs d'examiner les Eaux Minerales de Vichy, & de vous en presenter l'Histoire que j'espere que vous favoriserez de vôtre Protection pendant que son Auteur fera des vœux pour la santé & longue vie de vôtre Majesté, afin que vôtre peuple jouiße bien des années du repos & des douceurs qu'il goûte sous le regne de celui qu'il reconnoît pour son Pere, außi bien que pour son Roy; & que je puiße en mon particulier finir ma vie en me disant avec de tres-profonds reßpects, & une soûmißion inviolable.

SIRE,

De VÔTRE MAJESTE'

Le tres-humble, le tres-obeïßant, & plus-fidele Sujet.

C. FOUET.

PREFACE.

LES Hommes ont beau faire des resolutions, & prendre des mesures pour l'avenir, ils ne sont pas les maîtres de leur destinée; & s'ils peuvent vouloir ou ne vouloir pas agir dans les rencontres, ils sont les maîtres à la verité, mais ils ne le doivent être qu'autant que la raison le permet, & qu'il ne se presente point d'occasion qui demande qu'ils agissent pour les devoirs de leur état. Nous le sçavons par nous-mêmes, puisque nous avions resolu de ne plus travailler sur les Eaux Minerales de Vichy, que pour nous seulement, & pour nous en entretenir avec nos Amis, quoy que nos premieres pensées ayent eû un sort plus favorable que nous n'avions esperé. Mais la Providence en a disposé autrement,

PREFACE.

& nous a mis dans une Charge dont
le miniſtere & la fin principale eſt de
faire connoître au public les vertus
& le merite de ces Eaux, d'en rendre
l'uſage certain & ſalutaire ; ainſi
pour ſatisfaire aux intentions de ſa
Majeſté, & aux Statuts & Reglemens, il nous a fallu redou-
bler nos ſoins & nos applications
pour l'examen de ce Remede naturel, faire des Experiences nouvelles
pour en découvrir au vray la nature
& les effets. C'eſt à quoy nous nous
ſommes occupé de nouveau, & ayant
fait voir nos Memoires à Monſieur
le premier Medecin, il nous a or-
donné de les faire imprimer, & de
les dédier au Roy, afin de faire connoître à ſa Majeſté que nous nous
acquittons fidelement des Ordres
portez par ſes Edits & Declarations,
à quoy nous avons obei avec dau-
tant plus de joye, que nous ſçavons que ce grand Prince ſe fait un
plaiſir d'apprendre que tous ſes Offi-
ciers font leur devoir. C'eſt cette

ã v

PREFACE.

feule vûë qui nous a engagé de traiter cette matiere plus à fond , & de
faire part au public de quelques nouvelles découvertes que nous avons
faites fur ce fujet.

L'on fera peut-être furpris de ce que
nous n'avons pas fuivy la doctrine
ny l'ordre que nous avions étably
autrefois , mais nous avons trouvé
à propos de changer celuy-cy pour
rendre l'Ouvrage plus regulier ; &
comme nous nous étions accommo-
dé au goût & à l'humeur des efprits,
dont la plûpart n'étoit aucunement
inftruit des nouveautez, particulierement dans nôtre Province , où nous
nous flatons de les avoir portées , &
d'y avoir animé bien des gens à la
connoître , ou du moins à l'étudier,
nous avons crû prefentement que la
doctrine de l'Acide & de l'Alcaly eft
répanduë dans les Provinces les plus
éloignées , que nous devions la fuivre comme la feule, dont les principes nous peuvent favorifer dans l'e-
xamen des Eaux Minerales.

PREFACE.

L'on verra dans ce difcours que nous établiffons, l'Acide étranger ou l'Acide aigri ou exalté, pour la caufe des maladies aufquelles l'Experience nous a appris que nos Eaux conviennent; mais c'eft parce que nous fçavons que la Nature eft une, & qu'elle agit toûjours de la même maniere dans toutes fes operations : & ainfi comme nous voyons dans les Mecaniques, que les Acides font des coagulations, des concretions, qu'ils fixent & appefantiffent les matieres fluides, & qu'ils y excitent quelquefois un grand mouvement & fermentation; pourquoy ne croirions-nous pas que les Acides font auffi des concretions, des coagulations & fixations des humeurs dans nos côrs, qui font les caufes des maladies plûtôt que le chaud, le froid, le fec & l'humide, qui à parler jufte, font les effets des maladies, & non pas les caufes, ainfi qu'Hypocrates a fort bien remarqué dans le Livre de l'ancienne Medecine, où il dit que le chaud,

le froid, le sec & l'humide, n'ont pas
de grandes vertus, & qu'ils ne produisent pas les maladies, mais bien
le doux, l'amer, le salé, l'acide, &
l'aigre, ou l'âpre : & a observé la
même chose dans le Livre de la Nature de l'Enfant, disant que l'amer,
le salé, le doux, l'acide, l'âpre, &
l'insipide, ont de tres grandes vertus.
En effet, ce sont eux, qui décident
de nôtre santé & de nôtre vie : enfin nous nous sommes conformé à
tout ce qu'il y a de Medecins qui
possedent la belle Physique, lesquels
reconnoissent l'acide & l'alcaly pour
les seules & veritables causes des de-
sordres qui arrivent dans le petit
monde ; les maladies que l'Alcaly
produit, l'Acide les guérit ; & celles
qui sont causées par l'Acide, il faut
des Alcalys pour les vaincre ; mais
l'on peut s'assûrer que les obstructions, opilations, retenuës, supres-
sions, duretez, tensiós, coagulations,
fixations, & concretions, sont toûjours les effets des Acides ; aussi les

PREFACE.

Remedes dans lefquels les Alcalys fixes ou volatils dominent, guérif-sent ces maladies en détruifant ces Acides.

Nous nous fommes fervy de tres-peu d'authoritez, parce que nous a-vons fouvent connu que la défe-rence que l'on a euë jufqu'à prefent pour les fentimens des autres, a été prêque toûjours la fource de l'igno-rance, & la mere des erreurs; car il y a eû des gens (Dieu veüille qu'il n'y en ayent plus) qui ont été affez aveuglez pour faire un point de Re-ligion & de bon fens d'être efclaves de la doctrine des Anciens, croyans qu'il ne leur étoit pas permis d'alte-rer tant foit peu leurs dogmes: com-me fi la raifon n'étoit pas de tous les hommes & de tous les âges; mais il y en a qui ont renoncé au droit qu'ils ont à la recherche & à la découver-te de la verité, penfant qu'il n'y en pouvoit avoir que celle qui eft con-tenuë dãs les écrits des Anciens,qu'ils regardent cõme la regle infaillible de

PREFACE.

tous les Arts & de toutes les Sciences. Hé! qu'ils apprennent aujourd'huy, que les preuves que l'on tire des autoritez, ne font bonnes qu'en matiere de Morale ou de Religion, où nous devons captiver nôtre entendement pour obeïr à la Foy, sans qu'il nous soit permis d'examiner les points qu'elle nous enseigne. Mais en Physique la raison & l'experience font tout, & chacun a droit de s'en servir en tout têms. Défaisons-nous donc de nos préjugez, renonçons aux opinions des autres, & ne les reçevons qu'autant que nous les trouverons conformes à la verité qui n'est d'aucune date, mais qui sera de tous les têms. Nous avoüons pourtant qu'il faut se servir quelquefois d'autorité, mais ce ne doit être que lors que la raison & l'experience ne peuvent rien, comme l'on verra que nous avons fait, lorsque nous avons parlé du Nitre des Anciens, où nous avons été contraints d'avoir recours à la relation des Auteurs, parce que nous

PREFACE.

n'avons plus ce Mineral parmi nous.
Que si aprés ce que nous venons de
dire, il se trouvoit encore quelques
esprits bizarres, ensevelis dans les
vieilles opinions, nous nous conso-
lerons aisément de ce qu'il ne voudra pas voir ny entendre, ayant pourtant des yeux & des oreilles ; & si
quelque mouvement d'envie ou de
jalousie secrette nous attiroit la cen-
sure & la critique de quelques esprits
malfaits, à la bonne heure, parce
que ce sera une marque infaillible
que la lumiere des veritez que nous
enseignons, leur aura autant ébloüi
les yeux & touché le cœur, qu'elle
nous pourra attirer d'honneur & de
gloire chez les honnêtes gens, qui
ne prendront de party que celuy de
la raison. Et si quelques petits genies
s'avisoient de vouloir surprendre
quelqu'un en nôtre absence, par
quelques Experiences qu'ils n'enten-
droient pas eux-mêmes, qu'ils se
ressouviennent qu'on ne peut pas
nous condamner sans nous entendre.

PREFACE.

Enfin ſi quelques autres, entre les
mains deſquels cét Ouvrage tombe-
ra, n'en diſent ny bien ny mal, bon
augure, pourvû que ce ſoit des perſonnes éclairées, parce que leur ſilence ſera une approbation müette,
mais afſûrée pour nous.

Nous nous ſommes pas attaché
à ſuivre exactement le ſtile coupé &
concis des Ecrivains de ce têms,
ny leur Ortographe, parce que nous
avons conſideré qu'une matiere
comme celle-cy qui eſt pour tout le
monde, ne doit ſuivre la mode que
de loin; & c'eſt ce qui nous a obligé
à bien des digreſſions & des redites
ou ſynonimes. Mais l'on nous par-
donnera celles-cy, ſi l'on entre en
conſideration que les gens qui ont
le plus de part à ce deſſein, ne ſe plai-
ſans pas à rappeller leurs penſées,
demeureroient dans le trouble &
dans la confuſion; & l'on excuſera
celles là lorſqu'on fera réflexiõ qu'elles ſont non ſeulement pour mieux
inſinüer & rendre plus intelligible ce

qui fuit ; mais encore pour délaſſer les eſprits qui en ſemblables matieres, s'ils ne trouvoient parmi le neceſſaire & l'utile quelques petits agrémens qui leur propoſaſſent le reſte de meilleure grace, ſe rebuteroient ; car le monde veut que tout ce qu'on luy offre ſoit auſſi agreable dans la forme, qu'il peut être bon dans la matiere.

Nous ne prétendons pas avoir épuiſé ce ſujet qui de luy-même ſemble être inépuiſable : nous avoüons que nous en laiſſons encore plus à dire pour l'avenir ; mais nous pouvons avancer que nous l'avons pouſſé plus loin qu'il n'a jamais été, & que nous ſommes les premiers peut-être dans le Roïaume qui avons traité cette matiere ſur les nouveaux principes, & que ce que nous en avons dit peut donner une idée claire & diſtincte, ſur laquelle on pourra ſe regler ſans rien craindre pour l'uſage, car nous faiſons ſuffiſamment connoître la portée de ces Eaux, en expoſant les maladies pour

PREFACE.

lefquelles elles font propres, & quel
eft le principe de leur action, en
déterminant le Mineral dont elles
font chargées, ce qui levera le fcru-
pule des Medecins & de leurs malades, qui apprehendent fouvent dans
l'ufage des Eaux Minerales la pluralité des mineraux, dont l'un peut être
favorable, & l'autre nuifible.

Enfin fi à l'avenir quelques perfonnes penetrent plus avant que nous,
nous efperons pourtant que ce que
nous avons dit ne luy fera pas inutil; & s'il découvre ce que nous avons
recherché avec tant de foin, mieux
que nous, qu'il épargne nôtre reputation. C'eft le confeil que luy donne Hypocrates au premier Livre de
la Diete, où il commande d'hono-
rer ceux qui ont fait leurs efforts
pour découvrir les fecrets de la Nature, & qu'on ne doit point les blâ-
mer s'ils n'ont pas tout dit, ou tout
trouvé.

Approbation.

NOUS sous-signé Conseiller d'Etat ordinaire, & premier Medecin de sa Majesté, certifions qu'aprés avoir lû & examiné un Manuscrit qui a pour titre, _Nouveau Sisteme des Bains & Eaux Minerales de Vichy, fondé sur plusieurs belles Experiences, & sur la Doctrine de l'Acide & de l'Alcaly, &c._ Composé par le Sieur FOUET Conseiller, Medecin ordinaire du Roy, Intendant de ces Eaux, Nous n'y avons rien trouvé qui ne soit conforme aux veritables Principes de Medecine; & comme il y a plusieurs belles & curieuses Recherches, & des raisonnemens solides, Nous en souhaitons l'Impression en faveur du public. A Versailles le Roy y étant, ce 5. Avril 1685.

DAQUIN.

Approbation.

L'Examen des Eaux Minerales que l'on a entrepris de faire jusques à present, en ne s'attachant qu'à la recherche des premieres & des secondes qualitez, a donné si peu de lumiere de leur nature & de leurs effets, que l'on ne sçauroit trop estimer le soin qu'a pris Monsieur FOUET, d'examiner celles de Vichy, en suivant une Méthode si naturelle, que les sens puissent être témoins des Principes qu'il a découverts dans leur composition, & tous ceux qui liront de bonne foy & sans fausses préventions, le Livre qu'il donne au public sur leur sujet, conviendront que ce Receüil d'exactes observations, & de judicieuses réflexions, doit être tres-utile pour mieux connoître ces Eaux, & en faire une application plus juste que l'on n'a fait par le passé. Fait à Versailles ce 17. Avril 1685.

FAGON, *Conseiller du Roy en ses Conseils, & premier Medecin de la feuë Reyne.*

Approbation.

APrés avoir lû avec application le *Nouveau Systême des Bains & Eaux Minerales de Vichy*, Composé par Monsieur FOUET, Medecin ordinaire du Roy, Nous sommes obligé, pour faire justice à son merite, de porter ce témoignage au public, qu'on n'a jamais écrit si méthodiquement qu'il a fait des Eaux Minerales : ceux qui liront son Ouvrage y trouveront un stile aisé des Experiences justes, & des raisonnemens contre lesquels les personnes de bon sens ne pourront rien objecter ; c'est pourquoy Nous l'avons prié de faire part au public des lumieres qu'il s'est acquises par ses soins pour l'usage favorable de ces Remedes. A Versailles ce 22. Avril 1685.

DAQUIN.

Approbation.

LEs Principes dont s'est servy Monsieur FOUET pour découvrir la nature des Eaux Minerales de Vichy, & pour expliquer tous les bons effets qu'elles produisent tous les jours pour la guérison d'une infinité de maladies, me paroissent si sensibles & si justes, & les Observations qu'il a faites si judicieuses & si exactes, que les Medecins éclairez, & qui ne s'éffarouchent point des nouvelles opinions, y trouveront à mon avis dequoy faire des réflexions fort utiles, les malades dequoy se consoler, & les curieux même dequoy se satisfaire. Fait à Versailles le 15. d'Avril 1685.

SERON *Conseiller & Medecin Ordinaire du Roy, & de la Chancellerie.*

※※※※※※※※※※※※※※※※※※※※※※※※

Table des Chapitres.

CHAPITRE I.

TABLE DES CHAPITRES.

DESCRIPTION

DESCRIPTION

DE LA VILLE·
DE VICHY,
ET DE LA SITUATION

DES FONTAINES MINERALES.

CHAPITRE I.

QUOY que nous apprenions par l'Histoire que nôtre nation a été celle de toute l'Europe qui a fait le plus de bruit, même dépuis les premiers siecles, & que nous sçachions que les Armes de nos Peres ont toûjours étés victorieuses de celles de leurs Ennemis, jusques-là même qu'ils ont triomphé deux fois de

A

cette superbe Rome, qui se vantoit
de donner toûjours la loy, & de ne
la jamais recevoir ; il faut pourtant
avoüer que la grandeur & la puissance de ce peuple a souvent été la
source de ses malheurs, & prêque
la veille de sa ruine, parce que n'ayant
plus rien à craindre du côté des étrangers, son humeur remüante & guer-
riere luy a fait prendre les Armes
contre luy-même. L'on ne sçait que
trop qu'il y a eû des Guerres Civiles
prêque dans tous les siecles, depuis
l'établissement de cette Monarchie.
Les regnes de Charles IX. & de Henry III. sont ceux qui dans les derniers têms ont étés les plus agités de
cet orage, parce que sous pretexte
de religion ou du bien public, on y a
vû citoyen contre citoyen armé pour
la défense des Autels, ou pour mieux
dire des interests particuliers. Que
de desolations dans ce Royaume !
que de Villes saccagées ! que de
Temples, que d'Eglises profanées !
que de maisons Religieuses pillées &

brûlées ! On a vû dans ce têms les
ennemis secrets de l'Etat prendre les
Armes, non pas peut-être pour en
sapper les fondemens, mais seulement à dessein d'éloigner du trône
celuy qui en étoit l'heritier legitime. C'est dans ces têms où les partis & les differentes factions parta-
geoient & déf-unissoient les membres de leur chef, & d'un Etat en
auroient fait plusieurs, si le Ciel
lassé de cette tyrannie ne l'avoit dé-
fendu du naufrage dont il étoit me-
nacé, en mettant le gouvernail de
ce vaisseau battu entre les mains de
ce sage Pilote Henry le Grand, né
pour le calme & pour le repos de la
France. De toutes les Provinces du
Royaume, celle de Bourbonnois res-
sentit le plus les rigueurs de ces
guerres; & Vichy qui en fait partie
fut souvent le theatre sanglant des
plus violens combats, parce que chaque party faisoit ses efforts pour s'em-
parer du pont de cette ville, qui est
un tres-grand passage sur l'Allier.

A ij

C'eſt peut-être celuy dont Ceſar parle dans ſes Commentaires , puiſqu'il
eſt ſur le grand chemin d'Autun à
Clermont ; ainſi comme Vichy fut
pillé , brûlé & ſaccagé (comme nous
ferons voir cy-aprés) c'eſt ce qui a
fait que quelques ſoins que nous
ayons apportez pour trouver des memoires juſtes de ce que a été autrefois cette ville , nous n'avons rien pû
découvrir. Nous nous contenterons
donc de dire ce que nous en avons
appris par quelques Hiſtoires , Procez verbaux , & de la tradition ;
nous parlerons ſeulement des avantages que la fureur des Guerres ne
luy a pû enlever , & que les téms
ont reſpectez ; & entre ceux-cy nous
nous retrancherons à ceux qui font
à nôtre ſujet. Vichy (dont le nom
vient par corruption de *Vicus cali-*
dus , apparemment à cauſe de ſes
eaux chaudes , dont Philander Auteur Latin nous parle , diſant qu'elles
font ſur les confins de l'Auvergne)
eſt une ville de Bourbonnois , que

Loüis II. troisiéme Duc de Bourbon
fit murer & paver comme un lieu
qu'il choisit dans ses Etats pour le
plus propre à faire sa demeure ordinaire, à cause de la pureté de son
air, qui n'a jamais été alteré par les
infections qui ont regné chez ses
voisins avec tant de cruauté. Cette
ville est assise sur la Riviere d'Allier;
elle a au Levant la ville de Cusset,
au Midy & au Couchant les Provinces de Forets & d'Auvergne, dont
elle est limitrophe; au Nord la ville
de S. Germain des Fossez sur le chemin de Moulins, capitale de la Province, qui n'est éloignée de Vichy
que de dix lieuës, ce qui luy procure de grandes commoditez. Elle
est située dans le plat-Païs à une
grande lieuë des Montagnes. Son
air est tres-pur, assez battu des vents;
sa campagne tres-fertile, & abondante en toutes choses, commode
pour la Chasse & pour la Pêche;
joignant la ville il y a une plaine fort
spacieuse & découverte des plus a-

greables qui soient en France. C'est
dans ce lieu comme dans un parter-
re naturel, où nos buveurs & autres
prennent les plaisirs de la promenade; c'est là où les plus melancho-
liques trouvent dequoy vaincre leur
chagrin. Les avenuës en sont fort
aisées, principalement du côté de
Paris & de Lyon, soit en carosse,
litiere ou autrement; les logemens
sont fort commodes à la Ville &
aux Bains, qui ne sont éloignez que
d'une portée de mousquet. L'abondance de tout ce qui est necessaire
pour la commodité de la vie, s'y
trouve; les habitans du lieu sont naturellement fort honnêtes, civils,
sociables, d'humeur engageante, &
qui contribuënt de tout leur pouvoir à la satisfaction de leurs hôtes.
Il y a des Auberges à bon marché
pour ceux qui n'ont pas d'équipage,
& qui se veulent faire traiter. Il y
a dans la Ville une Communauté de
sages Ecclesiastiques, qui officient
avec une grande modestie, à l'exem-

ple de leur chef qui eſt Monſieur le
Curé & l'on peut dire que c'eſt une
des grandes faveurs que Dieu a ac-
cordées à cette Ville, que de luy procurer toûjours un Paſteur tel que la
nature du lieu demande. Les Reve-
rends Peres Celeſtins y ont un tres-
beau Monaſtere, des mieux ſituez de
l'Europe. Ce ſuperbe bâtiment eſt
l'aſſemblage de tant de merveilles,
que nous craignons d'en diminuer la
reputation, ſi nous nous ingerons
d'en faire la deſcription; il faudroit
un pinceau plus delicat que le nôtre
pour en faire un tableau fidele; ce
ſera aſſez de dire qu'il fut fondé
l'an 1401. par le même Prince. Loüis
II. troiſiéme Duc de Bourbon,
dont la grandeur d'ame; le zele de
la Religion & l'abondance des ri-
cheſſes lui firent fonder un tres-grand
nombre d'Egliſes, de Chapitres,
de Monaſteres, & d'Hôpitaux dans
ſes Etats. La fondation des Reve-
rends Peres Celeſtins ne fut d'abord
que de cinq cens livres de rente pour

A iiij

douze Religieux, qui ne l'acceptérent que neuf ans aprés. Anne Dauphine d'Auvergne & Comtesse de Forets, femme de nôtre Loüis II. ratifia cette fondation aprés le deceds de son époux. Quoi-que cette Maison soit le monument sacré & perpetuel de la pieté des Ayeux de nos Rois, elle n'a pas laissé d'avoir ses revolutions au même téms que la Ville fut dementelée. Ce Monastere fut pillé, saccagé & brûlé par les Vicomtes de Morvan, Bourniquet & autres commandans les troupes des Huguenots en l'année 1568. *a* & huit ans aprés le Prince de Condé s'étant saisi de Vichy, acheva de desoler cette Maison, ainsi que l'on voit par les Procez Verbaux des Lieutenans generaux de Moulins, Cusset, & Aygueperce, & du Bailly de Billy, qui accompagnoient les Commissaires que le Roy Henry III. avoit envoyé dans la Province de Bourbonnois, pour informer de l'é-

a Mezeray tom. 2. fol. 983.

rat des lieux que les Huguenots avoient ruinez. Ce Monastere soûtint le siege trois semaines contre le Comte d'Auvergne, ou Grand Prieur de France, sous le Commandement du Capitaine Beauregard qui s'y jetta pour le défendre par ordre du Gouverneur de la Province, qui étoit Monsieur de Chaseron en l'année 1590. *b* Ce fut en ce rencontre que le remede fut pire que le mal : car les troupes de Beauregard acheverent de ruïner cette Maison, laquelle pourtant peu à peu s'est remise par l'œconomie & sage conduite de ceux qui en ont eû le gouvernement & administration. Ce Monastere est hors de la Ville, bâti sur un rocher inaccessible du côté de la riviere d'Allier, qui flotte au pied, sa veuë s'étend sur la Limagne d'Auvergne, découvre ses montagnes, & celles de Forets ; les prairies, les boccages & les côteaux de vignes, l'entourent prêque de toutes parts ; il y a un jar-

b Mezeray tom. 3. fol. 806.

A v

din fort agreable à caufe de fa fitua-
tion ; il a une terraffe du côté de
la riviere ; & de fort grandes allées
couvertes, dans lefquelles le Soleil
ne penetre pas au plus fort de l'Eté;
c'eft là où nos malades vont auffi fe
promener, & trouvent dequoi char-
mer leurs maux : car les peines du
corps font comme balancées & fup-
primées par les douceurs que l'efprit
goûte dans ce lieu, dont les charmes
naturels triompheront toûjours de
ceux de l'art. Ce Monaftere eft ha-
bité ou plûtôt animé par la prefence
de ces Enfans de S. Pierre Celeftin,
parfaits imitateurs de la vertu de
leur Pere, vivans fous la Regle de S.
Benoift. Leurs Superieurs font un
Prieur, & un Soûprieur, qui font
toûjours des perſones choifies, au
fujet du grand concours des perſonnes de la premiere qualité aux têms
des Eaux. Les RR. PP. Capucins
dont le zele & la charité veillent toûjours pour le foulagement du prochain, ont fait bâtir un Convent au-

prés des Bains pour la commodité &
confolation des malades, il ne paffe
que pour hofpice à prefent, mais
nous efperons que la Providence en
fera un de leurs plus beaux Convens
par les foins des Superieurs, qui font
toûjours des meilleures têtes de
l'Ordre. Il eft vray que leur mifere,
qui eft grande, l'eft encore plus en
ce lieu, qu'en tous les autres par
deux raifons : l'une qu'ils n'ont point
de quête ordinaire, à caufe de la
pauvreté des lieux voifins de Vichy,
& l'autre parce qu'ils font accablez
de tous les malades de leur Ordre,
qui y viennent de toutes les Provinces, mêmes des Royaumes étrangers, pour y prendre les Eaux & les
Bains. Il y a encore une petite riviere appellée Chiffon, qui fe jette
dans l'Allier auprés des Bains, tout
le long de laquelle il y a des prome-
nades fur le gazon en païs fec, fous
des fauffayes, dans lefquelles la chaleur ne penetre pas. Enfin il femble
que l'Art & la Nature ayent tenu

A vj

conseil, & aient esté d'intelligence pour l'Embelissement de Vichy, qui est si charmant & si delicieux, qu'il est le seul original de ces lieux enchantez, mais fabuleux, que les Poëtes ont tant travaillé à nous décrire.

Dans ce beau territoire se trouvent les Eaux minerales, dont nous entreprenons de faire l'Histoire. Il y a six Fontaines peu éloignées les unes des autres ; il y a le grand puy quarré, la grille dans la place des Bains ; à cent pas de celle-cy on trouve les Fontaines Gargniés, le gros Boulet est proche de la Ville & la Fontaine qui est sous les Celestins, dont l'Eau est actuellement froide, l'Eau des Fontaines Gargniés est un peu dégourdie seulement, l'Eau du gros Boulet est plus que tiede ; l'Eau de la Grille est actuellement fort chaude, & celle du Puy quarré encore un peu plus chaude. Entre la Grille & le Puy quarré est bâtie la maison du

Roy, où il y a deux Bains, l'un de
l'Eau de la Grille, & l'autre de
l'Eau du Puy quarré. Chaque Bain
a fa chambre feparée pour recevoir
les Malades, où ils font fervis par
les Doucheurs & Baigneurs, dont
nous augmenterons le nombre prefentement, au fujet de l'affluence
des malades, qui augmente tous
les jours, l'on fournit dans la maifon du Roy, les lits garnis de toutes
chofes, & fur tout du linge tres-pro-
pre & en quantité.

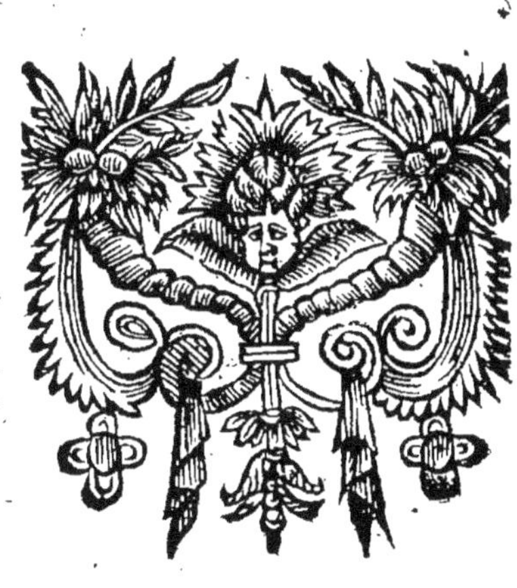

DES PRINCIPES

ET DES TERMES

DE LA DOCTRINE

Sur laquelle cét Ouvrage doit
être fondé.

CHAPITRE II.

S I contre la charité publique & le droit des gens, cét ouvrage n'étoit fait que pour les perſonnes éclairées, nous n'aurions pas eû la peine d'y ajoûter ce Chapitre qui en eſt comme la clef, ou plûtôt qui n'eſt qu'un Commentaire en faveur de ceux qui ne ſont que peu ou point du tout inſtruits de la doctrine ſur laquelle roule ce Syſteme; mais comme nôtre intention eſt que tout le monde y aye part, & que l'experience nous a cy-devant appris que la plûpart des personnes qui lisent de semblables discours, se rebutent souvent & ne les peuvent goûter, parce qu'ils n'en connoissent pas les principes ; nous avons jugé à propos avant que d'entrer en matiere d'en donner quelques idées, afin de faciliter l'intelligence des propositions que nous y avancerons ; or puisque nous avons fait connoître dans le discours préliminaire, que nous nous servirions des lumieres de la Chimie, qui seule peut nous faire penetrer dans les mysteres de la nature, puisqu'elle seule a trouvé les moyens de resoûdre les composez en leurs premiers principes ; nous expliquerons icy les termes de cet art, & nous raporterons les opinions des Auteurs touchant les principes sur lesquels il est établi ; & pour ne point embarasser les esprits, nous n'emprunterons prêque rien des Paracelses, des Raymond Lulle, des Hermes, des Basile Valentin, ny des Cosmopolite, pas même des Vanhelmont, parce que ces premiers Maîtres de cette Philofophie ont voilé leur fcience fous des enigmes trop obfcurs, & fur des raifonnemens qui guindent & bandent trop l'efprit : mais les modernes, qui ont developé leurs myfteres, & mis cette fcience dans fon plus beau jour, s'étans rendus fenfibles par des experiences mécaniques, nous fourniront toutes nos penfées, qui ne feront autant que nous pourrons que la copie des leurs, dont nous avons recueilly ce qu'il y a de meilleur & de plus intelligible dans chacun en particulier, en quoy nous efperons faire plaifirs aux perfonnes qui dans les Provinces n'ont pas les Auteurs du téms qui font en grand nombre, parce que cette Phyfique, comme les autres a plus fait de chemin en vingt années en France, qu'elle n'en avoit fait depuis fa naiffance, elle doit fon progrés aux foins & aux liberalitez de Loüis le Grand, qui, comme un autre François I. s'étant declaré le Pere & le Prote-

cteur des Lettres, a attiré dans son
Royaume tous les plus grands hommes de l'Europe, & les a animez par
ses recompenses à la recherche & à
la découverte de la verité, particulierement dans la Physique. Quelques-uns des premiers Philosophes
Chimistes, ayant examiné la nature
de prés, & fait l'analise des composez, ont trouvé cinq substances differentes, ce qui les a obligez d'établir cinq principes de chaque mixte:
sçavoir trois actifs, qui sont le Mercure, le soûfre, & le sel ; deux passifs
qui sont le flegme & la terre. Ils ont
attribué aux premiers toute l'action,
le mouvement & les effets des composez, & ont reconnu les passifs
comme des matrices mortes & steri-
les dans lesquelles les principes actifs
produisent tous leurs effets, sans que
les passifs y contribuent en aucune
maniere, si ce n'est d'une façon passi-
ve en leur servant de lien & d'union.
Ils prétendent que le Mercure soit
la partie la plus subtile, la plus pene-

trante & la plus vive du côrs physique, ils ont dit qu'il étoit toûjours
en mouvement, lorsqu'il étoit à luy-
même, & qu'il faisoit tous ses efforts
pour le procurer dars les mixtes. C'est
pour cette raison que quelques-uns
d'entre eux l'ont appellé Esprit,
d'autres l'ont nommé avec Platon
l'Ame du monde, qui informe toutes choses, qui leur donne l'être, la
vie & le mouvement, & luy ont attribué de plus grands avantages. Le
soûfre qui est le second de leurs principes actifs, est la partie huileuse, la
plus grasse & la plus inflammable des
mixtes ; C'est luy qui fait la diversité
des couleurs & des odeurs ; c'est luy
aussi qui fait la beauté & difformité
des côrs. Le sel, qui est le troisiéme
principe actif, est la cause des saveurs;
c'est lui seul qui fait impression sur
les organes du goût; c'est lui (disent-
ils) qui fait la solidité, la fermeté &
la durée des côrs. Quelques-uns
reconnoissent de trois sortes de Mercure ou d'Esprit, un esprit acide com-

me celuy de Vitriol, de foûfre, de
fel marin, d'alun, de cuivre & de
falpêtre, un efprit acre comme celui
de viperes, de corne de cerf, d'urine, de fel armoniac, & un efprit ardent comme celuy de vin, de biere,
de cidre, de geniévre, & de rôma-
rin. Le foûfre, qui eft la partie du
mixte la plus fufceptible du feu, quoi
qu'il foit toûjours le même dans
chaque mixte, eft pourtant leger ou
pefant, fuivant la nature du côrs
dont on le tire ; quelquefois il va au
fond des liqueurs, & quelquefois il y
furnage : mais qu'il foit pefant ou leger, il a toûjours la difpofition prochaine de devenir feu, à fuivre fa nature & à l'imiter dans fes effets. Pour
le fel, quelques-uns n'en reconnoiffent qu'un premier & univerfel dont
tous les autres font faits; & quelques autres le divifent en trois, en
fixe, volatil, & effentiel. Le fixe
réfifte au feu qui n'a point d'empire
fur luy, & dont à peine altere-t'il
tant foit peu la nature ; le volatil

est celuy qui se separe d'abord du mixte dans sa décomposition, & qui obeït plus promtement au feu. L'essentiel est celuy qui se tire de l'extrait des plantes. On attribuë à celuy-cy toute la vertu seminale & exemplaire du vegetal. Quoi-que les sectateurs de ces principes nous fassent voir dans les mecaniques, qu'ils tirent effectivement ces cinq substances du mixte dans sa resolution ; neantmoins comme on rafine tous les jours, & qu'on subtilise dans tous les Arts, quelques-uns avoüent bien qu'il y a du Mercure, du soufre & du sel dans toutes choses, mais ils ne veulent les reconnoître pour premiers principes des côrs naturels, parce que l'essence du principe Physique consiste en ce qu'il soit simple, & ils font voir que le Mercure, le soufre, & le sel sont composez ; & en effet, ces trois sortes d'esprits, que nous avons rapportez, sont-ils simples en eux-mêmes ? L'esprit acide n'est-t'il pas un composé du sel

essentiel & du flegme ? l'esprit âcre
n'est-t'il pas aussi un mélange de sel
volatil dissout dans un peu de flegme?
Et l'esprit ardent est-il autre chose
qu'un soûfre ? & ce soûfre n'est-il pas
luy-même un assemblage de beaucoup d'acides embarassez dans eux-
mêmes, ou dans un peu de terre
ou de flegme ? & sa legereté ou pesanteur ne luy vient-elle pas du plus
ou du moins de terre qui le precipite ou le fait nager sur les liqueurs,
quoi-que toûjours plus ou moins inflammable ? Le sel fixe n'est-il pas
un composé de sel acide, & de terre
poreuse, si étroitement unis ensem-
ble par les loix de la nature, ou de
la figure & des pointes des uns, &
de la differente disposition des pores
des autres, que les dissolvans ont de
la peine à les separer ? Le sel essentiel
n'est-il pas un composé de sel volatil & de sel acide ? de telle maniere
pourtant que l'acide y domine ! Enfin leur sel volatil est-il autre chose
dans leur pensée qu'un soûfre ou un

acide exalté, comme l'efprit de fou-
fre qu'ils difent être le fel volatil de
ce Mineral diffout dans l'humide.
Ainfi les Auteurs, les plus recens
voyans que le Mercure, le foûfre &
le fel n'étoient pas des côrs fimples,
n'ont-ils pas eû raifon de rechercher
d'autres principes plus fimples, qu'ils
ont enfin découverts aprés plufieurs
courfes dans les trois Royaumes,
c'eft-à-dire aprés avoir travaillé plus
exactement que les premiers fur les
vegetaux, animaux & mineraux, &
aprés en avoir fait & refait fouvent
l'analife, ils ont enfin trouvé que
toutes chofes étoient compofées de
deux principes actifs feulement, qu'ils
ont appellez Acide & Alcaly, lefquels ne pouvoient eftre reduits en
aucune autre fubftance, quelque
dexterité & fubtilité (dont fe peût
fervir l'artifte pour cela. Cependant
fi nous n'apprehendions pas le procez par écrit, nous dirions que Vanhelmont un des premiers Auteurs de
l'Alcaly l'a voulu dépoüiller de cette

qualité de principe, en difant qu'il n'étoit pas l'ouvrage de la nature; mais feulement une production du feu. Et Tachenius le plus zelé Partifant de cette doctrine, dans le Livre *a* qu'il a fait pour nous prouver que Hypocrates a été un fin & mifterieux Chimifte, dit auffi que l'Alcaly ne fe trouve point dans la nature; mais qu'il doit fa naiffance aux foins de l'Artifte, qui fe fert du feu pour le produire. C'eft pour cela (dit-il au même endroit) que les Anciens ont affuré que cette Vierge (parlant de l'Alcaly) étoit compofée de trois parties; c'eft à dire de la difpofition de la nature, du travail du Philofophe, & de l'operation du feu. Il dit encore dans ce même Livre *b* que les Vegetaux n'ont pas feulement un grain de fel Alcaly. Cependant ce même Auteur dit peu aprés que l'Alcaly entre dans la compofition du mixte, dont il fait partie; & comment pourroit-il entrer dans le mixte, s'il n'étoit pas

a Chap. 3. b Chap. 2.

avant la calcination de ce même mixte, ajoûté qu'il veut pourtant que le
feu qui est acide & l'eau Alcaly suivant son systeme, soient les principes de toutes choses. Nous souhait-
terions apprendre comment l'Alcaly
peut être premier principe d'une chose, s'il n'est produit qu'aprés que le
feu l'a détruite. D'autres plus recens
& pour lesquels nous avons plus d'estime parce qu'ils raisonnent plus juste
du moins suivant leur hypotêse, disent que l'Alcaly ne peut être premier
principe, ce qu'ils prouvent par de
tres-solides raisons en apparence, &
se servent de l'autorité de ce même
Tachenius. Nous rapporterions icy
leurs raisons, mais crainte d'en trop
dire, & de nous engager dans quelques chicanes ennuyeuses, nous ob-
serverons seulement que quoy qu'ils
ne reconnoissent pas l'Acide & l'Alcaly pour premiers principes, ils a-
voüent neanmoins qu'ils se trouvent
dans tous les côrs phisiques du plus
au moins, & qu'ils sont la cause du

moins

moins occasionnelle de la plûpart
des Phénomenes que nous voyons
dans la nature, ce qui suffiroit pour
l'établissement de nôtre Systeme; Il
ne sera pourtant pas inutil de répondre succinctement que le feu
peut bien décomposer le mixte, &
desunir leurs principes : mais que de
quelque maniere qu'on le tourne,
& à quelque degré qu'on le pousse,
il ne luy sera jamais possible de
faire naître une chose d'un sujet
dans lequel elle n'étoit pas auparavant. De dire que le feu qui est un
acide, produise l'Alcaly qui est son
contraire, cela est absurde. Nous
avoüons bien que le feu peut alte-
rer, mais non pas entierement détruire ny aussi produire l'Alcaly; c'est
à dire qu'il peut bien en quelque
façon changer la figure & émousser
un peu les angles des sels , & puis
c'est tout. Ainsi nous croyons avec
la plûpart des Physiciens d'aujour-
d'huy, que l'acide & l'Alcaly se trouvent dans la nature, & que l'art ne

B

contribuë rien à leur production ,
mais les débarasse seulement. N'a-
vons - nous pas des Alcalys sur lefquels le feu n'a point travaillé? Le
Nitre des anciens dont l'eau du Nil
est fort impregnée, & le Borax fossile ne font-ils pas tels que la nature
nous les donne. Cependant ils font
alcalys, car ils précipitent en couleur
orangée le mercure sublimé comme
font le sel de tartre, & autres alcalys
tant fixes que volatils. L'Eau que
Tachenius veut *a* que Hypocrates
ait reconnuë être un veritable Alcaly, est-elle la fille du feu ou sa sœur?
Les Alcalys que les Animaux ont
dans le côrs, & qui leur donnent &
entretiennent la vie par le moyen
de la fermentation, font-ils l'ouvrage du feu ? l'Alcaly du raisin , celuy
de la farine, celuy des vegetaux vivans, particulierement ceux du Romarin, de la Sauge, du Thin, de la
Menthe, de la Lavende, de la Jon-
quille, de la Tubereuse, & d'une

____

a Lib. Hypocr. Chimic.

infinité de cette nature, doivent-ils leur Etre au feu, dont ils n'ont jamais éprouvé l'action ? Enfin celuy qui se trouve dans le Fœtus au moment de la conception, y est-il produit par le feu ? En un mot ou il se fait des fermentations dans les côrs vivans, ou il ne s'en fait point ? Qu'il ne s'en fasse point, tous ces Messieurs s'empêcheront bien de le dire, même de le penser. Mais s'il s'en fait, comme l'experience & leur authorité nous le font voir, il faut necessairement conclure qu'il y a des acides & des alcalys naturels, puisqu'il n'y a jamais de fermentation née par le combat & agitation de ces deux côrs qui ne peuvent demeurer en presence sans se heurter & s'acrocher, soit qu'ils s'entr'aiment, & qu'ils ne puissent subsister l'un sans l'autre, ou plûtôt qu'ils cherchent à se détruire, à s'unir ou à se desunir. Quant à ce que quelques-uns prétendent que les vegetaux avant l'incineration ne produisent que des

fels acides. Nous fommes furpris
qu'ils n'ayent pas fait réflexion avant
nous, que de la maniere qu'ils tirent
ces fels des vegetaux, ils ne peuvent
qu'ils ne confervent beaucoup d'a-
cides, parce qu'en tirant feulement
le fuc ou l'extrait des Plantes, l'acide ne fe fepare pas pour cela de l'alcaly, auquel il eft uni intimement
dans le mixte; & quand l'acide principe fe fepareroit, ne fçavent-ils pas
que l'acide aërien ou ætheré qui eft
répandu par tout voltigeant fur ces
extraits, fuccederoit à l'acide principe, & s'infinuëroit dans la liqueur,
& s'embarafferoit facilement dant
les pores du fel Alcaly, foit fixe &
volatil? Auffi à ne point cacher nôtre pensée qui ne fera peut-être pas
du goût de tout le monde, nous
croyons que le fel principe eft plûtôt un alcaly qu'un acide, parce que
celuy-cy nous paroît composé de
l'acide & de l'alcaly; & celuy-là eft
fimplement alcaly, & ne peut par la
violence du feu ceffer d'être tel : &

du ſel acide l'on fait fort-bien de l'alcaly dés que le feu a pouſſé & fait déloger l'acide, Et pour parler plus juſte, il faut dire que l'acide n'eſt pas ſel en luy-même, & ne devient ſel que lors qu'il s'unit & s'incorpore au ſel alcaly, dans lequel prédominant quelquefois, il ſe fait ſentir comme acide, & de là vient qu'on nomme des ſels acides. Nous pouſſerions cette queſtion plus loin, mais nous ne finirions jamais, & nous croyons avoir ſuffiſamment prouvé que l'alcaly eſt un enfant legitime de la nature, & non pas de l'art. Il s'agit preſentement de donner la définition & la diviſion de ces deux principes, aprés en avoir prouvé l'exiſtence, afin que connoiſſant leur nature & leurs effets, on puiſſe concevoir aiſément la juſtice & le merite des propoſitions que nous ferons dans la ſuite du diſcours, & la force & la juſteſſe des conſequences que nous en tirerons. Nous diſons donc que l'acide auquel on a donné

tant de noms métaphoriques, eſt en
luy-même un côrs actif, & ſubtil,
(c'eſt pour cela qu'on l'appelle eſprit) dont les parties ſont aiguës &
penetrantes ; & ſi nous voulons le
conſiderer par les effets qu'il produit,
c'eſt ce qui fermente, boüillonne,
& excite du mouvement avec tous
les alcalys, ſoit que ce mouvement
ſoit ſenſible ou non. C'eſt luy qui
tantôt coagule & fixe les matieres,
& arrête leur mouvement dans le
grand & petit monde. C'eſt luy auſſi
qui quelquefois diſſout & décompo-
ſe les mixtes. Il coagule par exemple les matieres ſulfûreuſes, comme le lait, le ſang des animaux,
les ſcroſitez & la limphe, & qui fait
les obſtructions dans les côrs, parce
que ſes parties fines & aiguës s'embaraſſent & s'empâtent dans les parties
rameuſes & branchuës des ſoûfres.
Il diſſout au contraire, & décom-
poſe les métaux (excepté l'or) en
penetrant, rongeant, ébranlant &
écartant leurs parties. C'eſt l'acide

qui renfermé dans la terre, y excite
ces tremblemens & ces agitations
étonnantes, mais naturelles, par les
violens efforts qu'il y fait à la rencontre de quelque matiere qui luy
est contraire, ou bien seulement lors
que les feux soûterrains l'exaltent.
Il se rarefie & dilate, se fait place, &
enfin il ne cesse qu'il ne se soit fait
jour aux dépens quelquefois de luy-
même pour retourner à son centre
qui est l'air, où il fait son séjour ordinaire, & d'ou il ne part que pour
la generation des côrs naturels, loy
qui luy a imposé dés les commencemens le souverain des êtres. C'est
l'Acide qui a commerce avec les
astres; & si les côrs sublunaires en
reçoivent quelques impressions, c'est
par l'entremise de l'acide, qui est
comme le vehicule de leurs influences, & comme il est dans l'air à luy-
même, aussi y est-il toûjours en
mouvement. Mais souvent les vapeurs le fixent & l'arrêtent; & à peine y est-il embarassé, qu'impatient

B iiij

de son fort, il y donne des marques
de sa presence; car dans l'Eté la chaleur l'exalte dans ces matieres , &
les mettant en mouvement, il excite
par là les tonnerres, les éclairs , les
orages , & beaucoup de meteores.
L'hyver il fait la neige , la gelée, les
frimats & la broüée , en s'embaras-
sant dans les vapeurs dont il lie &
unit les parties. En un mot il est cét
esprit universel que Platon appelle
l'Ame du monde, & que nous pourrions nommer le fils aîné du Soleil
que cét Astre du jour répand dans
l'air pour y produire la lumiere, &
éclairer le monde. Il est cét esprit
vivifiant que le Soleil envoye sur la
terre comme une partie de luy-même pour la rendre fœconde, donner
la vie & le mouvement aux animaux
& aux vegetaux. Il luy fait penetrer
cette masse lourde pour y produire
les metaux & les mineraux, ausquels
il donne la perfection , & pour exciter les germes que cette mere commune cache dans son sein, les faire

croître & venir en maturité. Pour
la diviſion de l'acide, il eſt un en
luy-même : mais ſes figures ſont autant differentes, qu'il y a de differens mixtes dans la nature, puiſque
c'eſt luy qui en eſt la forme, & qui
en fait la difference ſpecifique & nu-
merique auſſi. L'Alcaly eſt un côrs
ouvert, vuide, inégal à ſa ſurface,
poreux & capable des impréſſions
de l'acide qui en eſt comme le maître
& le recteur ; ſes parties ſont rabo-
teuſes, irregulieres, & ſes angles ſont
quelquefois obtus & émouſſez, quelquefois tranchans. C'eſt pourquoy
il eſt déterſif, il décraſſe le linge,
emporte les taches des étoffes ; comme les cendres & le Savon qui en
contiennent beaucoup, il devient
humide à l'air, parce qu'il ſe charge
de la partie aqueuſe de cét Element
qui remplit ſes vuides ; il excite du
mouvement avec tous les acides „
tantôt ſenſible, tantôt inſenſible „
tantôt violent, tantôt leger ; quelquefois il fermente avec chaleur „
B w

quelquefois fans chaleur, mais jamais on ne mélange un alcaly pur, & rarement une matiere dans laquelle il domine, avec un acide pur & débaraffé qu'ils ne boüillonnent, comme on voit par le mélange de l'efprit de vitriol, d'alum, de foûfre, de fel marin, de falpêtre, &c. avec le fel de tartre, ou avec fon huile, l'efprit de fel armoniac, avec la craye, la tuthie, le diaphoretique d'ãtimoine, les yeux d'écreviffes, les coquilles d'œuf, &c. Ce boüillonnement fe fait quelquefois avec odeur, quelquefois auffi avec bruit & fiflement, quelquefois non, fuivant la ftructure & configuration de fes parties & de fes pores, ou la nature de l'acide. Quelquefois il diffout, & d'autrefois non, cela dépend de la nature des côrs avec lefquels on le mêle. Il diffout les foûfres qui ne font que des acides envelopez, & les matieres que l'acide a coagulées & fixées, par exemple le lait, le fang, la limphe, les glaires & les flegmes, la pierre même dans

les reins, en abſorbant & mortifiant
l'acide qui tenoit ces matieres coagulées & pétrifiées, de même il leve
les obſtructions dans nos côrs, en a-
douciſſant & détruiſant les acides qui
avoient fixez ces humeurs. C'eſt
luy qui fait la précipitation des matieres que les acides tenoient en diſſolution, comme le vitriol de Mars,
le Mercure ſublimé diſſouts dás l'eau
commune, car en jettant quelque
alcaly dans ces diſſolutions, il heurte
& ébranle l'acide qui tenoit le fer &
le Mercure ſuſpendus, & nageant
dans la liqueur, luy fait quitter priſe:
& comme il eſt vuide & poreux, il
reçoit l'acide dans ſon ſein, & pour
lors la matiere ſe précipite, ce qui
n'arriveroit, ſi dés qu'on a jetté un
alcaly ſur ces diſſolutions, on jettoit
promtement un acide qui occuperoit
les vuides & les pores de cét alcaly, &
ainſi point de précipitation, & s'il s'en
étoit déja fait une, en y jettant de l'a-
cide, le précipité diſparoît, & la liqueur de trouble & confuſe devient

claire & limpide, pourvû qu'on met-
te les choses à proportion. Il se fait
de même dans nos côrs que dans les
mécaniques, car l'alcaly dissout &
fond les matieres que les acides a-
voient coagulées ou tenoient en dissolution, & absorbant ces acides, les
matieres glaireuses ou autres se précipitent. Les alcalys font devenir verd
le syrop violat, comme les acides le
font rougir. L'alcaly se divise en fixe
& volatil; & côme nous avons observé qu'il y a plusieurs sortes d'acides,
nous croyons aussi qu'il y a plusieurs
sortes d'alcalys, dont les parties font
differentes, les pores des uns font plus
ouverts que ceux des autres, la surface
des uns plus polie, plus égale, moins
raboteuse que celle des autres, les uns
ont leurs extremitez tranchantes, &
les autres les ont émoussées. En un
mot, la structure de tous les alcalys
n'est pas uniforme. Nous traiterions
plus à fond cette doctrine; mais comme nous voulons seulement éclaircir
& diverter l'esprit, & non pas l'emba-

raſſer , nous n'en dirons pas davantage.

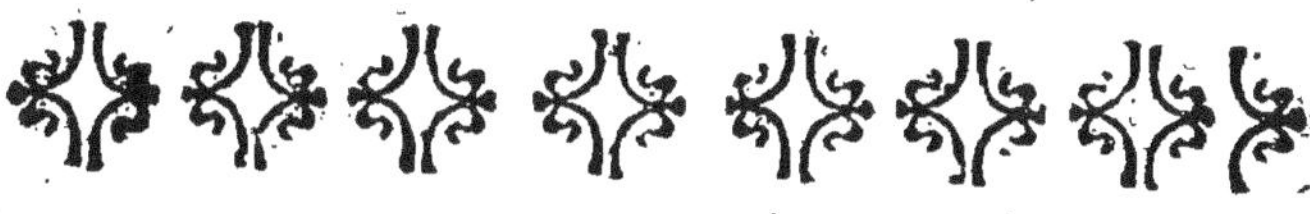

DE LA CHALEUR
DE CES EAUX.

CHAPITRE III.

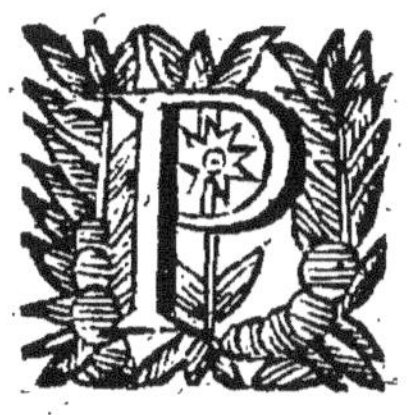UIS-QUE nous avons remarqué que l'Eau du Puy quarré & celle de la Grille étoient actuellement chaudes, & celle du Boulet plus que tiéde, nous jugeons à propos de parler de cette chaleur avant que de paſſer outre, parce que c'eſt ce qui ſe preſente d'abord à nos ſens. Ce Phenomene fait l'admiration de tous ceux qui ſçavent par leur experience auſſi-bien que par la raiſon, que l'Element de l'eau eſt froid, & même extrêmement froid

de fa nature, & que ce qui convient
effentiellement au tout, neceffaire-
ment fe communique à fa partie ;
Ainfi les Eaux de ces fources qui ne
font qu'une partie de l'Element de
l'eau, dévroient être froides, cependant elles font chaudes, & de telle
maniere qu'à peine peut-on fouffrir
la main un demy quart d'heure dans
leurs fources fans en être incommodé ; & ce qui eft de plus furprenant,
c'eft que cette chaleur eft perpetuelle , fans diminution ny augmentation, foit en Hyver, foit en Eté. Les
boüillons que l'on voit dans leurs
Baffins , ne font pourtant pas l'effet
de leur chaleur , car elles ne font pas
chaudes au degré de boüillir ; mais
ils font caufez par l'impetuofité de
l'eau qui fort avec violence des
canaux qui font trop étroits à leur
embouchûre.   Les vens même foûterrains peuvent contribuer à ces fe-
couffes. Cette chaleur donc qui eft
fenfible & connuë de tout le monde,
eft l'effet d'une caufe fort cachée,

& qui partage grandement les esprits
lors qu'il s'agit de la déterminer ; &
si nous entreprenons d'en parler,
nous ne prétendons pas développer
ce mystere qui a été l'eceüil des plus
grands Philosophes de l'antiquité.
Mais sans nous ériger en arbitre souverain du droit de leur cause, nous
rapporterons icy une partie des opinions qui ont eû autrefois plus de
Partisans, & nous examinerons sans
préoccupation les raisons sur lesquelles elles sont fondées. Milæus
& Heliodore ont soûtenu que les
vents excitoient & fomentoient cette chaleur. *a* Parce que, disoient-
ils, ce sont des exhalaisons sulfûreu-
ses, chaudes par consequent de leur
nature, qui étans comme incarce-
rées dans les cavernes & antres soûterrains, & pressées par le froid qui
les avoisine, se heurtent & s'entre-
choquent, & par ce mouvement
s'échauffent & s'enflâment à peu prés
comme l'on voit qu'il arrive dans

a Histoire d'Æthiopie.

l'air par la rencontre des vapeurs
froides & humides, & des exhalaisons chaudes & seiches, qui par leur
choc produisent les tonnerres & les
éclairs qui échauffent & mettent l'air
voisin tout en feu : de même, disent-ils, les vents soûterrains enfer-
mez communiquent leur chaleur à
ces eaux qui coulent auprés d'eux.
Thesmophile Astrologue de son mé-
tier, nous veut faire croire que les
rayons du Soleil échauffent ces eaux.
Il dit avec ses Partysans qui ont aussi
bien que luy autant de Lune que de
Soleil, que les rayons de cét Astre
dont nous convenons de la chaleur
sur la terre, s'insinuënt & penetrent
le sein de cette masse, où ils sont
réünis & concentrez par le froid inné de cét Element glacé, ce qui conserve leur chaleur, laquelle ils communiquent aux Nymphes leurs voisines. Nous sommes même surpris
que comme ces Messieurs ont commerce avec les habitans de tous les
Elemens : ils ne nous confirment pas

cette propofition par l'authorité de quelques Gnomes gardiens & dépofitaires des trefors & myfteres foûterrains. Ecoutons Democrite ce grand Philofophe, pour lequel nous devons avoir quelque forte de refpect, puifque nôtre Hypocrates a eû grand commerce avec luy fur les fecrets de la nature. Le bon-homme a crû avec Avicenne (à quoy Seneque foufcrit) qu'il y avoit de la chaux & des cendres dans les entrailles de la terre, & que ces eaux venans à la diffoudre, elles s'échauffent, comme nous voyons tous les jours lorfque l'on fond la chaux pour nos Bâtimens. Les Philofophes d'aujourd'huy les plus fuivis & les plus raifonnables reconnoiffent le mouvement pour le pere de la chaleur, & nous veulent infinüer qu'il fuffit à ces eaux d'être agitées pour devenir chaudes, que leur choc impetueux contre les rochers & les pierres contre lefquelles elles font pouffées par leur rapidité, ne peut qu'il n'y faffe naître la chaleur. Messieurs les Chimistes, ausquels personne ne peut contester la qualité de Favoris de la Nature, puisqu'eux seuls ont si bien sçû luy faire leur Cour & la caresser, qu'ils en ont joüy, & qu'elle leur a ouvert son sein pour leur faire voir les secrets les plus cachez qu'elle y renferme. Ces Messieurs donc s'éloignent fort peu de cette derniere opinion, puisqu'ils prétendent fondez sur de tres-belles experiences que le choc & l'agitation des Acides & des Alcalys soient la cause de cette chaleur. Aristote enfin veut être de la partie ; & quoy que son regne ne soit prêque plus de ce monde, nous ne devons pas luy refuser audience. Peut-être nous établira-t'il quelques qualitez occultes pour principes de cette chaleur : Non, les qualitez occultes n'ont plus d'authorité, cette monnoye est décriée, & ceux qui sont obligez de s'en servir aujourd'huy dans le commerce des Sciences, avoüent qu'elle est d'un

faux aloy. Ce Philosophe a publié
dans ses écrits que les eaux chaudes
passans dans les mines de soûfre, en
empruntoient leur chaleur. Voilà
les opinions qui ont eû autrefois plus
de credit comme les plus vraysem-
blables, & dont nous allons examiner presentement les fondemens.

La premiere qui est de Milæus &
d'Heliodore, qui soûtiennent que
les vents échauffent les Eaux Minerales, si elle n'est pas vraye, du moins
elle est jolie & bien pensée; Mais le
peu de solidité du vent & son peu de
constance, ne nous permettent pas
de donner dans cette opinion ; car
comment concevoir que le vent qui
n'est qu'un air agité ou retenu, puisse
demeurer si long-têms en repos, ou
concentré dans ces cavernes, sans
qu'il fûst enflammé & rarefié, & sans
exciter de plus frequens tremblemens de terre pour se faire jour.
D'ailleurs on n'a jamais vû que les
vents pour chauds & violens qu'ils
soient, ayent échauffé la surface de

la terre, ny les eaux qui l'arrosent.
On ne s'est jamais apperçû que la
Mer, ny les fleuves & rivieres quoy
que violemment agitez par les vents,
se soient échauffez. La comparaison
des effets de ces vents à ceux des
exhalaisons qui produisét les éclairs,
est assez juste quant à la durée de la
chaleur. Mais comme ces éclairs &
feux aëriens disparoissent fort prom-
temént, & ne reparoissent de long-
têms, de même ceux qui pourroient
être dans la terre sont bien-tôt dissi-
pez, & leurs effets cessent de même.
Ainsi comme la chaleur de nôs Eaux
est perpetuelle & toûjours égale, il
n'y a pas d'apparence de l'attribuer
à une cause si legere & si volage que
le vent. La pensée de Thesmophile
& de ses Adherans est bien plus
extravagante ; car quelle apparence
que les rayons du Soleil puissent penetrer le sein de la terre qui est un
côrs épais & peu poreux, & qu'ils
n'embrasent pas dans le plus fort de
l'Eté les matieres combustibles qui

font à la furface de cét Element. Ils
ne peuvent percer les toicts des mai-
fons qui font beaucoup plus ouverts,
ou du moins la chaleur qu'ils produifent dans l'eau commune que l'on y
conferve pour l'ufage, eft bien legere, les Mers & les fleuves qui font
au Midy ne font guéres plus chauds.
De plus, quand il feroit vray que les
rayons Solaires penetrent la terre &
l'enflâment, ce n'eft tout au plus que
pendant le jour, & encore ce ne peut
être que la furface, ainfi la chaleur
de ces eaux feroit inégale, quand même les rayons du Soleil pourroient
atteindre jufques dans leurs canaux
qui font fort profonds. L'opinion de
Democrite meriteroit mieux nos
fuffrages, tant par rapport à elle-même qu'au merite de fon Auteur, fi
elle n'étoit pas fondée fur une fup-
pofition qui eft qu'il y a de la chaux
dans les entrailles de la terre, ce qui
ne peut pas être, du moins perfonne
ne s'en eft apperçû ; ajoûté qu'il faudroit pour entretenir cette chaleur,

& celle d'une infinité d'autres Fontaines qui font dans le monde, que tous les rochers & les cailloux qui font dans la terre, fuffent déja calcinez & confommez, & l'on auroit vû plus fouvent des Villes, des Montagnes écroullées, des Provinces & des Royaumes entiers abîmez. Le fentiment de ceux qui reconnoiffant la chaleur la fille du mouvement, attribuënt celle de ces Eaux à leur rapidité, me paroît bien étably, auffi eft-il bien reçeu aujourd'huy.

Le Soleil cét Aftre tout de feu, n'eft pas chaud en luy-même, ou s'il l'eft, il emprunte cette qualité de fon mouvement rapide, & s'il femble échauffer les êtres inferieurs, ce n'eft que par le mouvement de fes rayons, S'il concourt aux generations, ce n'eft que dans le têms que ce mouvement n'eft pas ralenty. L'air que Ariftote foûtient être chaud pour le faire fymbolifer avec le feu de la Sphere duquel il le prétend voifin, n'eft chaud que par le mouvement

que luy imprime le premier Mobile,
ou les rayons du Soleil en le traver-
ſant pour venir ſur la terre. Le feu
même n'eſt qu'un aſſemblage & un
enchaînement de petits atômes, dont
la figure les tient toûjours en mouvement, en quoy conſiſte ſon eſſence.
Et s'il échauffe les objets contigus &
voiſins, ce n'eſt auſſi qu'en mettant
leurs parties en mouvement. Enfin ſi
quelques êtres tant animez qu'inani-
mez nous paroiſſent chauds, ce n'eſt
que tant qu'ils ſont agitez interieu-
rement, ou exterieurement. Le ſang
dans nos arteres & dans nos veines
doit ſa chaleur & ſa vie au mouvement. C'eſt dans ce ſens que nous
avançons, que ſi nous vivons, ce
n'eſt qu'à la faveur & par le miniſtere
du mouvement qui fermente & entretient la chaleur naturelle, principe certain de nôtre vie. Ces raiſons
qui paroiſſent demonſtratives, nous
touchent ſi fort le cœur & l'eſprit,
& nous avons tant de veneration
pour les Sectateurs de cette opinion,

que nous nous faiſons une violence
extrême de ne pas l'embraſſer: mais
l'experience dans le cas poſé nous
empêche de nous y rendre; nous ne
prétendons pas la combattre dans
ſon principe, puiſqu'il eſt ſeûr, &
que cette opinion eſt celle des beaux
Eſprits. Nous dirons ſeulement que
nous nous ſommes jamais apperçûs que le mouvement pour violent
qu'il ait été, ait échauffé les Eaux.
Au contraire, les torrens impetueux
qui deſcendent du haut des Montagnes & des Rochers avec tant de
rapidité, & qui ſe précipitent enſuite
dans des abîmes avec la même vî-
teſſe, & qui nous paroiſſent enſuite,
en ſont beaucoup plus froids; qu'on
batte, qu'on remuë, & qu'on agite
l'eau tant que l'on voudra, tous ces
mouvemens n'y ſçauroient faire naître la chaleur, & nos Eaux conſer-
vent aſſez de mouvement dans leur
décharge pour ſe maintenir chaudes:
& cependant elles ne laiſſent pas de
ſe refroidir & de ſe glacer peu éloignées

gnées de la source : auſſi à dire le vray toutes ſortes de mouvemens ne produiſent pas la chaleur, & il faut que les parties des choſes mûës ſoient propres par elles-mêmes au mouve-ment, & qu'elles contiennent dans leur ſein des parties ignées que le mouvement ou froiſſement deve-lope; & les figures des parties de l'eau ne ſont guéres propres au mou-vement, & contiennent tres-peu de ces atômes enflâmez.

Paſſons à l'opinion de Meſſieurs les Chimiſtes, & voyons ſi dans une matiere qui ſemble être toute de leur Juriſdiction, ils ont parlé en Maîtres, & rendu des Oracles; on peut s'aſſûrer par avance que ſi nous la rejettons, c'eſt que nous ne pour-rons pas la ſoûtenir : & ſi nous l'ad-mettons, ce ne ſera pas parce qu'el-le eſt d'eux ſimplement, mais parce qu'elle ſera bonne. Ces Meſſieurs prétendent que par le choc & agita-tion des ſels il ſe faſſe des fermenta-tions & des effervescences dans ces

C

eaux capables de les échauffer. Ce
sentiment a de puissans Partisans qui
nous fournissent de tres-grandes
preuves, dont les meilleures sont des
experiences. Par exemple, disent-ils,
si l'on mêle l'esprit de nitre & l'esprit de vin, il se fait une ébulition
avec une chaleur considerable ; &
plus si l'on verse l'esprit de vin sur
l'eau forte. Si l'on verse de l'esprit
de vitriol sur la litharge d'argent, il
se fait une grande effervescence ;
l'esprit de nitre mêlé avec l'étain fait
une si grande effervescence, qu'il le
convertit en charbon ; l'esprit de
corne de cerf avec la dissolution de
vitriol Romain, fait un boüillonnement accompagné de chaleur sensi-
ble ; l'esprit de nitre ou de salpêtre
avec de l'huile de tartre faite par
défaillance, excite de la chaleur ; le
vinaigre distilé jetté sur de la chaux
fait quelquefois paroître du feu &
de la flamme. Tous ces boüillonne-
mens sont les effets des se's acides &
alcalys ; & ces Eaux étans chargées

de ces sels, disent-ils, il se fait dans leur sein semblables effervescences par le choc de ces côrs diversement figurez. Nous admirons le grand nombre d'experiences sur lesquelles l'opinion de ces Messieurs est établie, & nous avoüons de bonne foy que nous avons fait tous nos efforts pour entrer dans leurs sentimens : mais comme nous avons trouvé un tres-grand nombre d'autres experiences qui combattent les leurs, nous declarons avec regret que nous ne pouvons l'embrasser: en voicy quelques-unes qui paroissent incontestables.

La premiere est qu'ils supposent qu'il y a dans ces Eaux differens sels; c'est à dire, qu'il y a beaucoup d'alcalys & d'acides, & nous montrerons cy-aprés qu'il n'y a point d'acides, mais seulement des alcalys; & nous défions les plus prévenus de nous montrer quelques apparences d'acides; & quand même il y en auroit, il faudroit qu'il y fût dans une certaine proportion pour y exciter

de la chaleur moderée, & que l'acide fût auffi puiffant, & en auffi gráde
quantité que l'alcaly pour y produire une fi forte chaleur. Voicy une
preuve fur l'experience, fi on verfe
fur de l'efprit de vin rectifié & bien
déflegmé beaucoup d'eau forte, chaleur confiderable, mais fi au contraire
vous n'en jettez que deux ou trois
goutes fur de l'efprit de vin, point
de chaleur; & fi vous verfez de l'efprit de nitre fur de l'huile de tartre,
grande chaleur: parce que l'acide &
l'alcaly font d'égale force, & fi vous
jettez de l'efprit ou de l'huile de vitriol qui eft un puiffant acide fur l'eau
commune qui eft un alcaly foible,
peu de chaleur: par confequent comme il n'y a point d'acide, ou qu'il y
en a tres-peu (pour donner quelque
chofe à cette opinion) & beaucoup
de l'alcaly, ces fels ne peuvent être
la caufe de la chaleur de ces Eaux;
& à dire le vray, il y a fi peu d'acides
& d'alcalys qui par leur combat &
mouvement excitent de la chaleur,

qu'il eſt difficile , pour ne pas dire impoſſible , que cette chaleur ſoit l'effet du choc de ces ſels. Par exemple que l'on jette du vinaigre diſtilé ſur de la cerure , point de chaleur ſenſible : la crême de tartre ſur le ſel de tartre , peu ou point du tout de chaleur ; du vitriol diſſout dans l'eau commune avec l'huile de tartre , boüillonne ſans chaleur : la pâte avec le levain ; & aucun acide de quelque nature qu'il ſoit , jetté ſur le ſel de ces eaux , ne nous a jamais produy une chaleur ſenſible au degré qu'il faudroit qu'elle fût pour tiédir ſeulement ces eaux. Enfin , il faut finir cette conteſtation par deux preuves qui ne ſouffrent point de replique. C'eſt que ſi nous convenions , & qu'il fût vray qu'il y eût de l'acide dans ces eaux , vray-ſemblablement il y en auroit davantage dans nos Eaux froides & tiédes , parce qu'elles font une plus grande impreſſion ſur la langue en les bûvant, & neantmoins elles ſont moins chau-

C iij

des. L'autre preuve est que quand ces sels acides & alcalys s'y trouveroient en même quantité, d'égale force, & qu'ils seroient capables d'exciter une grande chaleur, elle seroit bien-tôt ralentie & cõme éteinte par la grande abondance d'eau, comme il arrive dans toutes les fermentations proposées, dont quelques-unes augmentent par le mélange d'un peu d'eau qui reveille & dissout ces sels, mais beaucoup d'eau les assoupit & arrête leur mouvement. Voilà les raisons qui nous empêchent de donner en ce rencontre un sentiment de ces Messieurs dans une si méchante cause; ce qui surprendra peut-être bien des gens de voir que tout ce Systême roulera sur les principe de l'Acide & de l'Alcaly, & que cependant nous ne pouvons les reconnoître pour principe de la chaleur de nos Eaux : mais nous confessons hautement que nous n'épousons aucun party, que celuy de la Verité à laquelle nous nous rendrons toûjours d'où qu'elle vienne. Il eſt têms enfin de donner audience à Ariſtote, qui (Dieu mercy) n'a plus de ſouveraineté Pytagorique , ainſi il nous ſera permis d'examiner ſes piéces pendant qu'elles ſeront ſur le Bureau , luy faire juſtice , & s'il eſt fondé en titre, le maintenir en poſſeſſion. Il nous a avancé que ces Eaux paſſoient dans les mines de ſoûfre, & qu'elles en empruntoient leur chaleur. Si ce Philoſophe dont les ſentimens ont paſſé pour des oracles dépuis plus de quatre cens ans en France, où on les a reçûs comme des Proſcrits de l'Egliſe ou de quelques Peres. Si ce Philoſophe donc n'avoit jamais parlé plus juſte , il n'auroit pas conſervé ſa ſouveraineté ſi long-têms. Et quoy que Pline qui ſemble avoir foüillé dans les replis de la nature & ſondé ſes abîmes, ſoit de ce ſentiment avec bien d'autres, nous ne laiſſerons pourtant pas d'en montrer & découvrir l'erreur, qui eſt la plus groſſiere de toutes cel-

les que nous avons combattuës. Il
suppose (pour parler son langage)
que le soûfre est chaud en puissance,
& que l'eau peut reduire cette puissance en acte, & que comme dit Seneque l'un de ses Partisans, il se fasse
de même qu'en la fontè de la chaux,
nous accorderions bien que le soûfre
est chaud en puissance pour ne pas
chicaner avec ce Docteur, dont la
doctrine n'est fondée que sur les termes & sur la chicane, pourvû qu'il
entende par là que le soûfre contient
une matiere inflâmable comme est
son huile; mais ce n'est pas avoir un
brin de bon sens, que de prétendre
que l'eau froide & humide de sa nature, puisse exciter le feu qui est son
contraire. Qu'on prenne du soûfre
vif ou artificiel qui a déja souffert le
feu, qu'on l'arrose d'eau tant qu'on
voudra, qu'on le dissolve si l'on peut,
& l'on verra si l'eau s'enflâmera,
ou s'il échauffera l'eau.

Il y a bien de la difference entre
le soûfre & la chaux vive que Sene-

qué nous apporte pour comparaison.
La chaux vive renferme en elle-même quantité de petits côrs ou d'atômes ignez qui s'y font embaraffez
dans la calcination, lefquels font
dégagez par l'eau qui eft le vray diffolvant de la chaux ; mais le foûfre
n'a point de matiere actuellement
enflâmée, oüy bien d'inflâmable ;
& quand il y en auroit, quoy ? Ariftote ce grand Naturalifte ignoroit-
il que l'eau n'eft pas le diffolvant du
foûfre ? Ce que nous venons de dire
fuffit pour détruire fon opinion fans
nous arrêter aux fauffes confequences qui fuivroient de fon erreur ; car
il faudroit que toutes les eaux chaudes fuffent foûfrées, & que toutes
les eaux foûfrées fuffent chaudes.
Mais n'y a-t'il pas quelque impatient
qui nous voyant rejetter tant d'opinions reçûës autrefois, veüille fçavoir la nôtre pour la critiquer à fon
tour, nous voulons bien l'expofer à
la cenfure : nous avoüons qu'il eft
facile de reprendre les autres, mais

C v

tres-difficile de mieux dire. Il faut cependant aprés avoir rejetté les pensées des autres, que nous produisions les nôtres, qui pour être accompagnées de quelques petites nouveautez, n'en seront pas moins agreables. Nous ne voyons pas pourquoy les Peripateticiens suivant le Systême de leur Maître, placent le feu au dessus de l'air : nous sçavons bien qu'ils nous fournissent mille raisons pour appuyer leur cause; mais si on les examine sans préoccupation, on en découvrira facilement la foiblesse, pour ne pas dire la fausseté, & nous serions ennuyeux de les refuter ici. Il y a assez de grands hommes qui les ont détruites, nous disons seulement que c'est mal connoître la nature du feu & sa fin, que de le loger dans un lieu où il seroit captif & dans l'inaction. Sa nature est d'être toûjours dans le mouvement, & jamais dans le repos, qui est le terme de son être : sa fin est de produire toutes choses, & de les

détruire. Que feroit-il sous le con-
cave de la terre ? veut-on qu'il produise les Cieux ? ils sont faits avant
luy. Veut-on qu'il les détruise ? son
activité n'a point d'empire sur eux.
Veut-on qu'il s'en prenne à l'air ? il
monte toûjours, disent-ils, & quand
il descendroit, cette victoire seroit
indigne de luy, qui ne s'attache
qu'aux objets qui lui font resistance.
Il est bien mieux dans les entrailles
de la terre, & nous prenons droit
par Aristote même qui dit que c'est
une foiblesse d'esprit que de rejetter
l'autorité des sens pour recourir à la
raison. L'on n'a jamais vû de feu au
dessus de l'air, si ce n'est des éclairs
qui ne passent pas la moyenne re-
gion, aussi n'est-il que chimerique:
& nous sçavons par nos yeux qu'il
y a des vulcans & des feux soûterrains qui se manifestent en tant d'endroits, comme le Mont Vesuve en
Campanie qui fut le sepulcre vivant
du grand Pline, ainsi que nous apprenons par son neveu; sa curiosité

C vj

l'ayant fait approcher de ce Vulcan pour en découvrir la nature, il fut étouffé par les vapeurs. Le Mont Etna en Sicile n'étoit pas moins fameux autrefois; car outre qu'il vomissoit des flammes, il pousssoit des pierres & des cendres avec tant d'impetuosité, que la Mer qui en étoit éloignée de prés de trois lieuës, en étoit souvent couverte. Il a été aussi le tombeau d'un grand Philosophe, ce fut ce vain & superbe Empedocles, qui se précipita dans ces flammes, non pas pour en rechercher la cause comme Pline, mais pour persuader à ses disciples qu'il étoit du sang des Dieux, & qu'il alloit se réjoindre à eux. Le Mont Chyméra en Lycie, le Mont Olympe en Æriopie, les Monts Hecla, Helfa & de Sainte Croix en Irlande, & une infinité d'autres dans la France, même dans nôtre Province *a* & en Forests, *b* sont tout autant de soûpiraux de ce feu soûterrain. Les deux Plines

a Menat. b S. Etienne.

en parlent amplement, particulierement le jeune. *a* Vitruve en parle
aussi. *b* Cardan Scaliger en font
mention en plusieurs endroits de
leurs Ecrits ; & nôtre Galien parlant
du Mont Vesuve qui étoit fort connu au sujet de ses flâmes, *c* nous insinuë qu'elles purifioient l'air des
lieux voisins, puisqu'il y envoyoit ses
malades convalescens pour leur faire
prendre force promtement. Enfin
quantité d'Historiens, Lucrece, Strabon, Diodore, Sicilien, nous parlent si amplement de ces feux soûterrains, que personne ne peut douter de leur existence. Virgile décrit
agreablement les secousses du mont
Etna. *d* Que ces feux soient seuls dãs
la nature, ou non, il suffit qu'ils y
soient pour établir nôtre pensée, or
puisqu'ils y sont, ils n'y sont pas inutilement, puisque tous les êtres sont
destinez à quelque fin, nous leur devons plûtôt qu'au Soleil la genera-

a *Chap.* 104. *& 116. Liv.* 2. *de son Histoire
Natur.* b 6 *Chap.* 2. *Liv.* c *Liv.* 5. *de sa
Methode.* d *Au* 3. *Liv. des Æneides.*

tion de l'Or. Les influences de la Lune sont trop foibles pour penetrer la terre, & y aller produire l'argent. Jupiter, Saturne, Mars & Venus ne contribuënt guére aux métaux; c'est l'imagination de quelques Partisans de ces Astres, qui nous ont voulu persuader qu'ils étendoient leur empire dans les profondes cavernes de la terre. Si le Soleil aussi passe pour le pere des vegetaux, la terre en est la mere, elle les conçoit & les enfante; mais elle seroit sterile si le feu ne la rendoit fœconde, les rayons du Soleil ne peuvent tout au plus qu'échaufer sa surface pour les faire paroître à nos yeux. C'est au feu soûterrain que nous devons la generation, la fonte, la separation, & la cuitte des métaux; & ce seroit en vain que le Soleil échaufferoit la surface de la terre, si son sein glacé n'étoit échaufé par ces feux qu'elle conserve pour sa fœcondité. C'est luy qui y excite les germes, & les met en mouvement. C'est luy qui fait croître les

Plantes, & qui produit les fruits. Enfin nous le reconnoiſſons pour principe de la chaleur de nos Eaux : car
outre les raiſons que nous venons de
déduire en refutant les autres opinions, nous trouvons que tous les
Auteurs les plus celebres de l'antiquité l'ont ſoûtenu ainſi que nous
allons faire voir parlant de ſon foment qui ne peut être que quelque
matiere graſſe, onctueuſe & limo-
neuſe de la nature de celle qui com-
poſe le charbon de pierre & les tour-
bes dont ſe ſervent les Païs-bas, &
que Monſieur Patin fameux Medecin de la Faculté de Paris, avoit voulu introduire en France, ou bien
même les ſoûfres & les bitumes qui
ſont les matieres que nous reconnoiſſons pour être les plus combu-
ſtibles, & dont la terre abonde le
plus. Le ſoûfre prend feu plus promtement, & le bitume le conſerve
plus long-têms. Seneque eſt de ce
ſentiment, *a* Pline en fait un grand

a Chap. 21. *Liv.* 3. *Quæſt. natur.*

difcours. *b* Claudian Auteur gravé
dans fon Traité de la chaleur des
Eaux d'Apône, & au Traité de l'en-
levement de Proferpine & Vitruve
foûtiennent la même chofe. *c* Apulée
au Livre du Monde, Strabon au 6.
Livre de fa Geographie. Ariftote
auffi entre dans cette penfée, *d* &
Ovide au 15. de fes Métamorphofes,
Virgile parlant de l'Etna, Seneque
le Tragique, & un tres-grand nombre d'autres Auteurs ont tous reconnu les feux foûterrains & leur
matiere & foment, le foûfre & le
bitume, & leur ont attribué l'avantage de communiquer la chaleur
aux Eaux minerales ; C'eft à eux à
qui eft refervé ce privilege. La chofe
ne fe paffe pourtant pas comme l'a
crû Albert le Grand, qui a avancé
que ces Eaux paffoient dans les
foyers du foûfre & du bitume allu-
mez. Peut-être fondoit-il fon opinion fur ce que dit nôtre Hipocrate

<hr>

b *Liv.* 35. *Hift. natu.*   c *Livre* 8.   d *Livre*
3. *des Meteores. Chap.* 3.

au Livre de la Diete *a* que Tachenius dans sa Preface appelle Livre
d'or qui est que le feu & l'eau quoy
que dissemblables en vertu, sont
pourtant capables d'union & de rapport dans l'usage, &c. ou plûtôt ce
grand homme appuye sa proposition
sur les paroles mysterieuses de la Sagesse, *b* où il est dit que le feu sub-
sistoit en l'eau sans en être alteré, &
que l'eau avec luy oublioit sa nature.
Agricola est du sentiment d'Albert
le Grand. Il fonde sa pensée sur l'experience qui nous fait voir que le feu
qui est allumé aux matieres bitumi-
neuses, s'anime & devient plus violent par l'effusion de l'eau : les flammes du Mont Chimere en Pharseli-
des, celles des Monts Hephestiens
en Lycie grossissent par les pluyes,
aussi les Forgerons arrosent le feu de
leurs forges pour augmenter sa force
& sa vigueur; mais quoy que cette
opinion soit en quelque façon vray-
semblable, neantmoins il y a plus

a *Artic.* 4. b *Chap.* 19.

d'apparence que les feux font autour des canaux de ces eaux. Leur limpidité criftaline nous fait voir qu'elles ne fe mêlent point avec des matieres qui leur communiqueroient une teinture noire & limoneufe, comme feroit le bitume : & pour oppofer Auteurs pour Auteurs, Empedocles & Vitruve l'ont crû ainfi. Celuy-cy dit *a* que lors que le feu s'allume au foûfre, au bitume & à l'alun, qu'il échauffe la terre qui eft autour de lui, & celle qui eft au deffus de luy par les vapeurs qu'il pouffe ; & c'eft ainfi, dit-il, que fi quelque fontaine d'eau naît au deffus du feu, elle s'échauffe en recevant cette vapeur dans leurs canaux. Peut-être, nous dira quelqu'un, l'on convient qu'il y a des feux foûterrains, que le bitume & le foûfre en font les matieres, & qu'ils échauffent les Eaux Minerales ; mais comment eft-ce que ces feux fe maintiennent depuis fi long-têms ? car enfin le feu auroit déja confom-

a Livre 2.

mé toute la terre fi elle étoit de bitume & de foûfre ; & la raifon nous
dicte qu'il faut un foment perpetuel
à ce devorant qui eft infatiable, aux
termes de l'Ecriture qui dit qu'il con-
fomme tout, & qu'il ceffera d'être
quand le bois manquera ; ce qui a
fait dire au fçavant Scaliger, contre
Cardan que tous les êtres étoient
quelque chofe en eux-mêmes fans la
prefence de leur foment, mais que
le feu n'étoit rien fans aliment. Il faut
tâcher de fatisfaire à cette demande,
& affigner une matiere perpetuelle à
ce feu ; ce ne fera pas le bois , puis
qu'apparemment il n'y a point de Fo-
reft fous terre. Il faut donc que ce
foient les mêmes foûfres & bitumes
qui ne fe confomment que lente-
ment, ou qui renaiffent de leurs cendres. Il n'eft pas difficile de perfuader cette propofition fi l'on obferve
que les cendres de ces mineraux font
des matrices propres à recevoir la
partie la plus onctueufe de la terre,
qui fonduë par ces feux foûterrains,

fluë & découle fur ces cédres qui s'en impregnent de nouveau ; D'ailleurs l'Efprit Univerfel circulant toûjours dans le fein de la terre comme à fa furface pour la formation des mixtes, rencontrant ces cendres , s'y loge doucement, & regenere ces foûfres, & ces bitumes. L'experience confir-me nôtre fentiment dans l'Ifle d'El-be qui eft petite, & qui abonde en fer quand on l'a tiré du fein de fes montagnes, il s'y reproduit en tres-peu de têms : & s'il ne fe regeneroit pas depuis le têms qu'on en tire, toû-te cette Ifle feroit confommée.

Tout le monde fçait que lorfqu'on a épuifé les mines de Vitriol dans la Carinthie, on les laiffe découvertes & expofées à l'air pendant quelque têms, & aprés on les couvre, & peu de têms aprés on y trouve du Vitriol comme auparavant. Mais pourquoy avoir recours aux Païs étrangers, & aux experiences éloignées, & nous en avons parmy nous , car la refte morte de Vitriol qui n'eft plus que la cendre aprés qu'on en a tiré l'esprit, exposée à l'air redevient veritable Vitriol, & on en tire autant d'esprit qu'auparavãt. Nous croyons donc qu'il est aussi possible que les soûfres & les bitumes renaissent de leurs cendres. Nous dirions encore que le bitume allumé conserve longtêms le feu, ou plûtôt qu'il se consomme tres-lentement, témoins ces lampes allumées qu'on a trouvées dans des tombeaux, & qui y avoient été mises depuis tant d'années; mais il faut que ce bitume ne prenne point l'air, autrement il s'éteint, & est suffoqué.

Nous nous sommes un peu étendus sur cette matiere, mais c'est pour nous épargner de grands discours que nous sommes quelquefois obligez de faire à mille gens qui s'apperçoivent plûtôt de cette chaleur dont ils ne sçavent pas la cause, que de tout ce qui regarde ces Eaux.

DE L'EXAMEN
ET ANALISE
DE CES EAUX.

CHAPITRE IV.

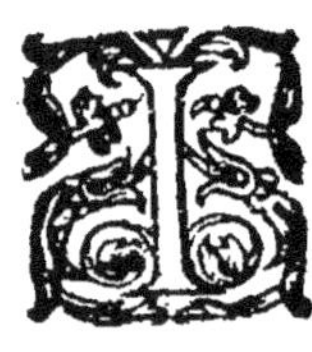L faut avoüer que les Scien-
ces & les Arts n'ont étés
dans les premiers siecles que
des ébauchez, & tous les
hommes de bon sens conviennent
que la Republique des Lettres a fait
plus de progrez, & s'est plus enrichie
dans le siecle où nous vivons, particulierement depuis trente ou quarante anneés, qu'elle n'avoit fait encore, les causes de ce peu d'avance-
ment sont la paresse & la veneration superstitieuse (pour ainsi dire)
qu'on a eû jusqu'alors pour les opinions des Anciens. Celle-cy a voilé

l'efprit des Etudians, & a tellement
captivé leur entendement, qu'ils fe
font fait une religion d'embraffer les
opinions de leurs peres, fans croire
avoir droit de les examiner, comme
fi la raifon n'étoit pas de tous âges
& de tous les hommes ; & celle-là
leur reprefentant la nature & la verité extrêmement farouche & cachée, accompagnée de tant de diffi-
cultez, les a tellement intimidez,
qu'ils fe font perfuadez que ce feroit
en vain qu'ils travailleroient pour la
connoître, & chacun s'en eft tenu
à ce qui étoit écrit. Ce que connoif-
fant un grand Homme de nos jours
a qui vouloit devenir un veritable
Philofophe, il s'eft attaché unique-
ment à furmonter ces deux grands
obftacles, fes foins, fes veilles, fes
meditations, & fes experiences reïterées ont forcé la pareffe, & il a
banny l'autorité, & a renoncé à toutes fes préventions. Il n'a pas eû ouvert ce chemin, que beaucoup

a *Monfieur Defcartes.*

d'ames bienfaites, nées pour la verité, se sont addonnées par émulation
à la recherche de cette Fille du Ciel.
Aussi la posterité faisant justice à ce
Guide éclairé des Sciences, confes-
sera qu'elle luy sera redevable de
toutes les belles découvertes que
l'on a faites dans la Physique, puisque c'est luy qui a réveillé les esprits.
C'est aussi à l'imitation de cét Homme incomparable, que nous nous
sommes faits une route nouvelle, &
sans nous arrêter à ce que d'autres
ont dit avant nous, sur semblable
matiere, que celle que nous trait-
tons, nous avons mis la main à l'œuvre, & nous n'avons épargné ny
soins, ny travail, ny dépense, ny
réflexions, pour découvrir au vray
ce que nos Eaux minerales cachoient
de merveilles dans leur sein, nous
nous sommes mis dans un état, comme si nous n'avions jamais oüy parler de ces Eaux, nous nous sommes
désistez de nos premieres pensées,
dont la plûpart n'étoient fondées
que

que fur de fauſſes autoritez, nous
avons renoncé à tous nos préjugez,
crainte de prendre une cauſe pour
l'autre; & voyant nôtre eſprit dans
cette aſſiéte, nous avons goûté les
Eaux de toutes nos fontaines, nous
avons commencé par l'eau du Puy
quarré que nous avons trouvée chaude conſiderablement, comme nous
avons obſervé, mais fort douce &
inſipide : celle de la Grille moins
chaude tant ſoit peu, ayant un peu
plus de ſaveur ſaline tirant ſur l'amer,
celle du gros Boulet beaucoup moins
chaude que les deux précedentes,
mais faiſant beaucoup plus d'impreſſion ſur la langue, la ſaveur en eſt
auſſi ſaline en la bûvant, mais aprés
cette ſalûre dégeneré en amertume
legere. L'Eau des Fontaines Gargniez qui n'eſt que dégourdie, fait
auſſi beaucoup d'impreſſion ſur les
organes du goût, comme l'Eau du
Boulet. L'Eau enfin de la Fontaine
qui eſt ſous le Convent des Celeſtins
a plus de ſaveur qu'aucune; mais

D

elle est fort froide. Nous avons encore goûté de toutes ces Eaux quelque têms aprés les avoir tirées de
leurs sources, elles ont paru prêque
de même goût & prêque insipides.
Aprés cela nous avons voulu faire
l'analise de ces Eaux , & pour cét
effet nous avons pris de l'Eau de
chaque Fontaine separément,& nous
l'avons faite évaporer à feu lent sur
un petit fourneau , ayant toûjours
l'œil dessus les vaisseaux qui sont des
terrines de grez , l'eau qui s'est éle-
vée en vapeurs , & s'étant aprés con-
densée, est fort insipide , & de la nature prêque de l'eau commune; nous
avons trouvé au fond du vaisseau
(aprés l'évaporation totale de l'eau)
une residence fort blanche , laquelle
nous avons goûtée aprés l'avoir bien
fait secher , elle nous a paru d'un
goût salin, mais amer à la fin, nous a-
vons mis de cette residéce dans l'eau
commune, il a fallu du têms à l'eau
froide pour la dissoudre, mais moins
à l'eau chaude, & encore moins au

vinaigre diſtilé, qui fait un grand boüillonnement avec cette reſidence, accompagnée de bruit, nous avons filtré la diſſolution de l'eau froide, nous avons trouvé un peu de terre blanche. Nous avons fait évaporer la diſſolution filtrée juſqu'à ſiccité, le ſel ſeparé de ſa terre a paru blanc comme de la neige, & par les filtrations reïterées il ſemble qu'il eſt toûjours devenu d'un plus beau blanc ; mais il eſt à remarquer que par les lotions il perd beaucoup de ſa ſaveur. Comme nous avons fort ſouvent obſervé que tous ceux qui font évaporer ces eaux, même des gens qui croiroient pouvoir regenter ſur cette matiere, ſe ſervent des vaiſſeaux de cuivre, d'airain, ou de quelque autre matiere diſſoluble, ce qui fait que la reſidence qu'ils en tirent, eſt toûjours impure, tantôt d'une couleur, tantôt de l'autre, par exemple celle qui ſe fait dans des baſſins de cuivre, eſt de couleur bleüe, & reſſemble au Vitriol de

D ij

Chypre, & ainfi des autres, parce
que le fel de ces Eaux fe charge
d'une partie de la fubftance de ces
vaiffeaux, d'où il emprunte fa couleur : mais la refidence du vaiffeau
de grez eft pure, blanche & nette,
parce que le grez ne communique
rien : Ainfi nous avertiffons ceux qui
voudront avoir de nos fels dans leur
pureté, de fe fervir toûjours de vaiffeaux de grez, & au défaut, de ceux
de verre ou d'argent. Nous nous
fommes fervis quelquefois de la refidence de ces eaux pour aider & favorifer ceux qui avoient le ventre
pareffeux, & nous en avons donné
auffi dans l'eau commune pour purger ; nous avons trouvé que trente
grains de cette refidence faifoit plus
d'effet que le double du fel filtré plufieurs fois ; & que celuy-cy ne touche pas tant la langue que l'autre,
cela vient apparemment que ces diffolutions & letions changent la figure & l'arrangement des parties de ce
fel, ou bien que la terre eft auffi fort

purgative, & en étant dépoüillé par
les filtrations, il a moins d'action ;
Nous avons mis de ce sel filtré dans
l'eau froide, qui a demeuré plus
long-têms à le diſſoudre, qu'avant
qu'il fût dépoüillé de ſa terre. La
raiſon eſt que ſa terre le tient plus
ouvert, & fait que l'eau penetre &
s'inſinuë plus facilement. Nous a-
vons fait évaporer cette diſſolution
à feu lent juſques à ce qu'il ſe ſoit
formé une pellicule à la ſurface,
aprés quoy nous avons mis le vaiſſeau qui contenoit la diſſolution dans
un lieu froid, ce ſel s'eſt criſtaliſé
au fond du vaiſſeau, comme font
prêque tous les ſels fixes ſeparez de
leurs excremens, qui empêchent la
concretion & criſtaliſation. ; les criſtaux ont paru ſenſiblement ſans le
ſecours du Microſcope, ny de la
loupe d'une figure un peu aiguë, non
crochus ny recourbez, & fort dia-
phanes ; mais cette tranſparence s'eſt
bientôt évanoüie lorſque nous avons
expoſé ces criſtaux au Soleil ; car à

peine le Soleil a-t'il donné deſſus, qu'ils deviennent opâques, nous ne ſçavons point de raiſons de ce petit Phénomene, ſi ce n'eſt que comme ce ſel eſt fort poreux, les rayons du Soleil qui ſont de petits côrs fins, ſubtils & penetrans, s'inſinüent dans ces pores & s'y embaraſſent, au lieu que pour favoriſer la tranſparence, il faudroit qu'ils euſſent leur entrée & ſortie libre, & que les pores du ſel fuſſent droits, ou bien diſons que le Soleil conſomme quelques parties aqueuſes qui étoient renfermées dans ce ſel qui luy donnoit cette tranſparence & la nature de criſtal. Nous avons jetté de ce ſel de nos Eaux ſur les charbons ardens, il n'a point crepité ny pris feu en aucune maniere; aprés toutes ces évaporations, diſſolutions, filtrations, & concretions. Nous avons jetté de l'eſprit de Vitriol, de ſoûfre, d'alun, de Venus & de ſel marin, & l'huile de Vitriol ſur ces eaux à leurs ſources, ce mélange a toûjours été ſuivy

de fermentation & boüillonnement,
tantôt plus promt & plus violent,
mais sans augmentation de chaleur,
l'esprit de salpêtre boüillonne aussi,
mais moins : le suc de limon d'oran-
ge, d'ozeille, le verjus aussi, & autres acides fermentent & boüillonnent jettez sur ces eaux, la crême
de tartre même & quelques autres
sels essentiels des vegetaux qui font
des acides, ou du moins qui passent
pour cela. Lorsque ces Eaux ont demeuré quelque téms hors de leurs
sources, la fermentation n'en est pas
si grande ny si promte. Le sel armoniac ny son esprit, celuy d'urine, le
sel de tartre, les yeux d'écrevisse calcinez, l'esprit de corne de cerf, ny
aucuns autres alcalys, comme le Borax fossile, l'huile de tartre, les coquilles d'œufs, calcinées n'ont fait
aucune fermentation.

Nous avons fait les mêmes experiences sur le sel, tout s'est trouvé de
même; ce sel mortifie & adoucit tous
les acides, les unes plus, les autres

D iiij

moins , & quelquefois plus promtement les uns que les autres : nous avons diſſout de ce ſel, & nous avons jetté de cette diſſolution ſur le ſyrop violat, dont la couleur s'eſt changée en un tres-beau verd. Combien de fois avons-nous pris plaiſir en preſence de bien des gens de jetter de fort eſprit de Vitriol, ou quelque autre acide ſur ce ſyrop , qui eſt devenu rouge , & ayant jetté de la diſſolution du ſel de nos Eaux ſur ce ſyrop rougy, il devenoit verd, & y rejettant une plus grande quantité d'eſprit de Vitriol , cette couleur verte ſe changeoit en un tres-beau rouge couleur de ceriſe; & y mettant de la diſſolution du ſel des Eaux plus que d'eſprit de Vitriol, cette couleur rouge ſe changeoit d'abord en un plus beau verd. Nous avons jetté de la diſſolution de la reſidence de ces Eaux ſur la diſſolution du Mercure ſublimé corroſif, il s'eſt fait d'abord une confuſion de ce mélange, & ces deux diſſolutions qui étoient limpi-

des & transparentes separées, étant
mêlées deviennent troubles & d'une
couleur orangée, & ayant laissé reposer ce mêlange, il s'est fait un tres-
beau précipité, dont l'esprit de Vitriol a changé sa couleur en un
instant, & a redonné à ce mélange
sa premiere limpidité & transparen-
ce, & ce precipité a disparu; & jettant de nouveau de la dissolution de
la residence des Eaux sur ce mêlange, la même couleur orangée a paru,
& il s'est fait un précipité de même
couleur qu'avec la dissolution du sel
de tartre, de son huile, du Borax
fossile, & autres Alcalys de cette nature. La residence de l'Eau de la
Grille & de toutes les autres Fontaines, est semblable à celle du Puy
quarré: car aprés l'avoir faite évaporer, & les eaux de toutes les sources,
dissoudre leur residence, filtrer &
évaporer de nouveau & cristalifer,
nous y avons mêlé des mêmes acides & des mêmes Alcalys; nous y
avons remarqué les mêmes effets

D v

qu'en celle du grand Puy quarré, nous avons jetté de leur refidence fur les charbons ardens, elle n'a pas fulminé ny pris feu, verfée fur le fyrop violat elle l'a changé en couleur verte auffi, la diffolution de toutes ces refidences verfée fur la diffolution du Mercure fublimé, a fait une couleur femblable à celle de la refidence de l'Eau du Puy quarré, & un précipité auffi orangé.

L'on dit que les Eaux Minerales tirent une teinture noire des mirabolans, de l'écorce de grenade, des feüilles de chêne, & de la noix de galle pulverifée, nous avons pris de cette poudre de noix de galle, & nous avons fuivy toutes les Fontaines, nous avons commencé par l'eau du Puy quarré, nous avons mis de cette poudre dans cette eau à fa fource, il a paru d'abord une couleur de rofes pâles : nous avons fait la même chofe avec l'eau des autres Fontaines, la même teinture a toûjours paru du plus au moins, la Fon-

taine des Celeſtins tire plus promtement, & la couleur eſt d'un rouge
un peu plus enfoncé, mais rien de
noir. Il faut auſſi obſerver que celles qui tirent plus de teinture, purgent davantage, & que celles qui
font plus d'impreſſion ſur la langue,
& qui ſont plus âcres colorent plus
promtement, parce qu'elles ſont plus
penetrantes & ouvrent davantage; &
dés qu'elles ont étés un peu évaporées ou hors de leurs ſources pendant quelque têms, elles ne colorent
plus ou tres-peu; ce qui feroit croire que cette couleur ou teinture eſt
l'effet de la partie Mercuriale ou de
l'alcaly volatil, en quoy ſe trompent
grandement ceux qui font tranſpor-
ter ces Eaux, puiſqu'éloignées de
leurs ſources, ce n'eſt plus cela, ainſi
que nous ferons voir cy-aprés. Dés
qu'on approche de ces ſources, l'on
ſent prêque la même odeur du plus
ou moins, car en bûvant de l'Eau
de la Fontaine des Celeſtins, du
Boulet ou des Fontaines Gargniez,

D vj

l'odeur frappe le nez à quelques personnes plus sensiblement, à peu prés
comme l'esprit de sel armoniac.

C'est là qu'il y a plaisir d'entendre
raisonner non seulement le vulgaire, mais même des personnes d'esprit & éclairées, visitant ces Fontaines; l'un dira, je sens le fer, l'autre
du soûfre, l'autre du bitume, & quelqu'autre du Vitriol, chacun dit ce
qui luy vient en pensée, à quoi nous
ne contredisons pas toûjours crainte
d'avoir trop de procez inutils. Chacun dispute du Mineral de chaque
Fontaine, l'un assûrera qu'il y a du
Vitriol dans l'une, l'autre dira qu'il
n'y a que du soûfre ou de l'alun. Il
n'est pas difficile de juger que cette
difference de jugement vient de la
differente disposition des organes de
l'odorat & du goût, & le plus souvent parce qu'ils auront lû quelques
Auteurs qui auront admis ces mineraux dans des Fontaines qui paroî-
tront semblables à celles-cy ; ainsi
l'autorité seule les entraîne, & non

pas la verité, parce qu'ils ne se donnent pas la peine de travailler pour
la découvrir. Nous avons visité toutes ces Fontaines en Hyver, l'Eau
ne gele point dans le Bassin d'aucune source, ni même qu'elle n'en soit
un peu éloignée. Les eaux chaudes
paroissent plus chaudes en Hyver
qu'en Eté, soit parce que les côrs
ignez se reünissent à la surface des
sources, ou que cela nous paroît ainsi
à cause de l'air froid que nous res-
sentons aux mains en ce têms-là.
Nous avons suivy leurs ruisseaux en
Hyver & en Eté, il reste sur les pierres & sur les cailloux que ces Eaux
arrosent, un sel semblable à celuy
de leurs residences : la terre aussi de
leurs ruisseaux est chargée d'un semblable sel, mais qu'on a peine de
blanchir aprés plusieurs lexives & filtrations. La surface de leurs Bassins
ou de leurs ruisseaux est tantôt verte, tantôt jaune, verte pendant que
l'eau n'y fait que de passer ; mais si
l'eau demeure long-têms sans y cou-

ler, cette couleur verte se change
en jaune pâle ; le marc & les boües
font noires, & si on les expose au
Soleil, ou qu'on les applique sur une
partie affectée, elles deviennét grises
aparemment par la perte de quelques
parties subtiles qui s'étoient précipi-
tées avec la terre & le sel fixe, lesquelles se dissipent & s'exhalent dés
qu'elles sont exposées à l'air, ou que
quelque chaleur les pousse.

En Hyver l'on trouve à la surface
des ruisseaux de ces Eaux s'éloignant
de leurs sources, & cela jusques à
cent pas, une taye grasse & épaisse,
laquelle nous avons souvent goûtée,
& nous a parû prêque toûjours insipide, bien des personnes disent ordinairement que c'est du soûfre & du
bitume, mais cette taye n'est point
inflâmable en aucune maniere, & si
c'étoit du soûfre ou du bitume, elle
auroit plus de saveur ; aprés l'avoir
long-têms gardée dans un lieu sec,
elle n'a point changé, elle ressemble
à des fragmens de pain à chanter;

auſſi pluſieurs perſonnes la voyant ont crû que c'étoit pour cacheter des lettres; nous l'avons diſſoute facilement dans l'eau commune, & nous l'avons faite évaporer, mais nous n'y avons trouvé qu'une terre ſubtile & comme alcoôliſée, & qui a paſſé par le papier comme la diſſolution du ſel. C'eſt ce qui nous a fait croire que c'eſt la partie la plus ſubtile de la terre que ces Eaux charient, que les eſprits ou ſels volatils enlevent avec eux lorſqu'ils s'exhalent; & comme l'air en Hyver eſt plus condenſé & moins ouvert, cette terre ne peut être portée plus haut, ny s'inſinüer dans l'air, elle reſte à la ſurface de ces Eaux, à la faveur pourtant de quelques eſprits qui la ſoûtiennent en ce lieu, qui eſt contre ſa nature qui tend toûjours en bas; mais en Eté cette taye ne paroît pas, la raiſon eſt que dans cette ſaiſon l'air eſt plus rare & plus ouvert, & cette terre ſuit le party des eſprits qui lui ſervent de vehicule en

l'air : & aprés qu'ils l'ont abandon-
née, elle tombe apparemment.

Il y a icy une chose à observer qui
est assez surprenante, qui est qu'en
Hyver ces esprits ne penetrent pas
l'air à cause qu'il est condensé, ce qui
fait que ceux qui approchent les Fontaines sentent une plus forte odeur;
quelquefois aussi ces esprits se réü-
nissent avec la partie la plus subtile
de l'eau qui s'éleve des sources , &
forment une vapeur grossiere & é-
paisse. Mais en Eté l'air étant plus
ouvert, ils se portent plus loin, &
comme il y a beaucoup de vaches
dans les villages voisins, elles sentent
ces esprits, & en sont si agreablement
touchées, qu'on les voit venir en
foule de prés de trois lieuës , quelquefois malgré les Bergers qui sont
contraints de les suivre à cheval, car
elles courent à toutes jambes cher-
chant les sources de ces doux atômes dont elles sont fort friandes,
plus elles s'approchent des Fontaines
plus elles s'assemblent, & montrent

par là qu'elles ont trouvé le chemin
qu'il faut tenir, & étant arrivées se
heurtent & se battent pour en boire
des premieres, ce qu'elles font jusques à regorger, & ce qui est encore
plus surprenant, c'est qu'elles passent
la plûpart la riviere d'Allier sans en
boire quoy qu'alterées. Les Bergers
du voisinage les y amenent quand
elles n'y sont point attirées à cause
des vents contraires qui détournent
ces esprits : nous ne sçavons pas quel
est l'effet de ces Eaux à l'égard de
ces Animaux , mais nous voyons
qu'au voisinage de Vichy le bétail
y est toûjours gros & d'un poil vif.
Aprés avoir examiné l'odeur de ces
Eaux, tiré leurs sels, l'avoir goûté,
l'avoir dissout, filtré & évaporé, cri-
stalisé, aprés y avoir jetté de toutes
sortes d'acides, qui ont tous fait un
boüillonnement ou fermentation &
que les acides se sont aussi adoucis,
aprés avoir mis sur ce sel de la dissolution de sel de tartre, de son huile,
du sel armoniac, & de son esprit, &

plusieurs autres alcalys qui n'ont ex-
cité aucun mouvement , aprés en
avoir tiré la teinture avec la noix de
galle à leurs sources qui a été plus ou
moins colorée, mais toûjours d'un
rouge, aprés avoir jetté de la dissolution de ce sel sur le syrop violat,
& qu'il est devenu verd & rouge
ensuite par l'addition de l'esprit de
Vitriol, & encore devenu verd par la
dissolution de ce sel, aprés avoir jetté
de cette dissolution sur celle du Mercure sublimé corrosif, que la même
couleur a paru, & qu'il s'est fait un
même précipité, & que ce sel est devenu humide dans un lieu humide,
tant ses pores sont vuides ; aprés
que nous avons vû que le sel de
toutes les Fontaines empêchoit la
coagulation du sang & du lait, & les
dissolvoit étant coagulez. Aprés
avoir enfin examiné toutes ces choses, & réflechy serieusement & sans
préoccupation sur tous ces effets qui
sont en tout semblables, nous nous
sommes déterminez à croire que

toutes ces Fontaines sont impreg-
gnées d'un même mineral, au même
volume, & au même poids, & que
c'est un Alcaly naturel tel que nous
l'avons décrit cy-devant, puisqu'il
vient des entrailles de la terre & de
la mine, où nous ne croyons pas
que le feu l'ait calciné pour le faire
alcaly. Voilà nos pensées qui ne sont
pas, par oüy-dire, ny une simple
croyance, mais une Science demon-
strative fondée sur l'experience souvent reïterée, & authorisée par de
puissantes raisons, acquise par un
travail plus grand qu'on ne pourra se
figurer, & d'une plus grande dépense : mais nous n'avons rien voulu
épargner pour découvrir la verité,
& la communiquer au public qui en
jugera par les sens comme nous, qui
avons vû, goûté & senty ce que nous
avons dit sans préoccupation. Nous
croyons qu'il n'y a guéres d'opinion
plus certaine que celle qui est fondée
sur le rapport des sens, leur autorité
est d'un grand poids chez le Physi-

ciens, & plus particuliérement chez
les Medecins qui fuivent en cela le
fage confeil d'Ariftote, qui dit *a* que
c'est une foibleffe & maladie d'efprit, pour ne pas dire folie, de bannir l'autorité des fens pour avoir recours à la raifon qui établit fouvent
des confequences fur de faux principes, ce qui fait qu'aprés plufieurs fillo-
gifmes qui paroiffent demonftratifs,
tant de la part de la matiere que de
la forme, l'on fe trouve enfevely
dans l'erreur, ou pour le moins on
eft encore chancellant & indétermi-
né entre l'opinion fimplement pro-
bable & le Science. C'eft ce qui a
fait dire à nôtre Galien reprenant
les Sophiftes de fon têms qui rejet-
toient le rapport des fens pour fe
fervir de leurs faux raifonnemens,
que les fens font les fources les plus
fécondes d'où naiffent & fe puifent
les principes les plus infaillibles de
la demonftration. Cela pofé nos fens
ne trouvant rien dans ces Eaux, qui

a Liv. 8. de la Phyfique.

nous laiſſe dans le ſoupçon de la pluralité des Mineraux, & ne nous permettant pas de heſiter à reconnoître ce mineral ou ſel pour un alcaly, nous ne pouvons nous diſpenſer de dire hautement qu'il n'y en a qu'un. Nous croyons avec tous les Phyſiciens les plus éclairez, que les ſens ſont les juges naturels de cette matiere qui eſt toute de leur competence & de leur juriſdiction. Nous ſçavons à la verité, & nous n'ignorons pas que l'autorité des ſens eſt quelquefois infidele, & qu'elle nous trompe, mais c'eſt plus en matiere de morale lorſque l'on ne conſulte point la lumiere interieure, qu'en matiere Phyſique. Notamment ſi on ne s'y laiſſe pas ſurprendre, & qu'on examine leur rapport ſans entêrement ny prévention. Il s'agit preſentement de déterminer de quelle nature eſt cét Alcaly, c'eſt à quoy nous travaillerons dans le Chapitre ſuivant.

DE LA NATURE
DU SEL ALCALY

Dont ces Eaux sont im-
pregnées.

CHAPITRE V.

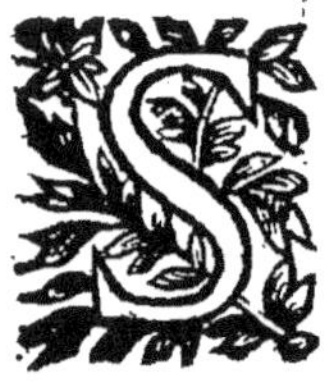

'IL appartient au sens de décider qu'il n'y a qu'un Mineral ou un même sel dans toutes ces sources, & qu'il y est au même volume, au mê-me poids, & que ce sel est Alcaly, il faut avoüer qu'ils ne peuvent, ny ne doivent déterminer quel est ce sel Alcaly, & de quelle nature il est, & de quel mixte il a fait partie, parce que nous en voyons de differens dans les mécaniques aussi-bien que des acides, ainsi que nous avons observé.

Il est absolument neceffaire, pour
reüffir dans un fi hardy deffein, qu'ils
appellent la raifon & l'experience à
leurs fecours, & qu'ils travaillent
d'intelligence à cette recherche ; car
il n'y a point d'hommes qui ayent
les yeux affez penetrans pour voir la
route & le chemin de ces Eaux dans
les entrailles de la terre. La nature
eft une fecrette ouvriere, plufieurs
la careffent, mais peu en joüiffent ;
elle eft toute myfterieufe, & n'admet
que rarement fes plus chers Courti-
fans dans fon Confeil : & fi elle fe
découvre à quelques-uns, ce n'eft
que fuperficiellement ; cependant la
raifon, les fens & l'experience font
fes efpions, qui agiffans de concert,
la forcent & la furprennent dans fes
operations les plus fecretes : c'eft
auffi à leur faveur & fous leurs auf-
pices que nous entreprenons de déterminer de quel métail ou mineral
provient l'Alcaly dont nos Eaux font
chargées ; mais avant que de le fpe-
cifier, il nous femble à propos d'ob-

server en paſſant qu'il y pluſieurs
métaux & mineraux dans les entrailles de la terre, qui ont tous plus ou
moins de l'Alcaly & de l'acide qui
entrent dans leur compoſition, &
que les Eaux peuvent laver & dé-
tremper s'ils ſe trouvent à leur chemin, comme l'or, l'argent, le cuivre,
le fer, le plomb, l'antimoine, & le
mercure parmy les métaux lorſqu'ils
ne ſont que des ſucs mols & liqui-
des, ou pour mieux dire, lorſqu'ils
ne ſont que des embryons dans leurs
mines & parmy les mineraux, le ſoûfre, le bitume, l'alum, les vitriols, le
ſel commun, & le ſel nitre des Anciens, auſquels Avicenne ajoûte la
cendre & la chaux que l'on n'a point
trouvée juſques à preſent. Il y a encore d'autres métaux & mineraux
que nous connoiſſons & que nous
ne rapportons pas icy, parce qu'un
long & favorable uſage nous a fait
connoître que les eaux potables &
medecinales n'en participent aucunement. Il faut encore convenir
qu'outre

qu'outre ceux que nous connoiſſons,
que le ſein de la terre eſt une matrice fœconde qui en renferme bien
d'autres, puiſqu'on ne peut pas attribuer à ceux que nous avons
obſervez les effets ſurprenans de ces
Fontaines, dont les Hiſtoriens les
plus dignes de foy font mention,
comme celle dont Pontanus nous
parle, & qu'il appelle Taraxene, qui
pour le goût eſt ſemblable aux eaux
communes, & qui pourtant cauſe
la mort ſubite à ceux qui en boivent.
Il y a un lac dans la Camogene dont
le marc s'enflâme fort aiſément, &
pourſuit les objets dont il a été touché, & ne peut être éteint qu'avec
de la terre. Dans un autre Pays il
y a une Fontaine appellée la Fontaine de Jupiter, dans l'eau de laquelle
ſi on plonge un flambeau allumé,
elle l'éteint; & ſi on y en plonge un
qui ne ſoit point allumé, elle l'enflâme d'abord. En Eſpagne au territoire de Carmenſe, il y a deux Fontaines qui ſe joignent, tout ce qu'on

E

jette dans l'une va au fond pour leger qu'il soit , & dans l'autre les côrs les plus pesans ne s'enfoncent point. En Colophone il y avoit une Citerne dédiée à Apollon, dont l'eau bûë faisoit connoître les choses à venir, mais elle abregeoit la vie. En Illyrie il y a une Fontaine froide sur laquelle si on étend du linge ou des habits, d'abord ils sont en feu; mais nous n'en trouvons point dans ces Histoires de plus agreables que les suivantes ; l'une étoit d'une grande épargne, car ceux qui en bûvoient en étoient nourris, elle étoit au Païs d'Arcardie ; l'autre ne manquoit jamais de rendre une liqueur semblable au vin aux nones de Janvier, elle étoit au Temple de Liber en l'Isle d'Andros. La Fontaine Lixestis enyvroit comme du vin. Les deux Plines, Strabon, Ovide aussi, font mention d'une infinité d'autres, dont les phenomenes ne peuvent être attribuez à aucun des mineraux & métaux que nous connoissons.

Que ces Fontaines ayent été ou
soient telles qu'on nous le rapporte,
nous n'en sommes pas garans, & cela ne fait rien à nôtre sujet. De tous
les métaux & mineraux que nous
avons rapportez, on n'en reconnoît
ordinairement que huit qui entrent
dans la composition des Eaux medecinales, qui sont le mercure, le fer
entre les métaux, le soûfre, le bitume, l'alun, les Vitriols, le sel commun, & le nitre entre les mineraux:
tous lesquels nous avons examinez
autant que nous avons pû dans la
Province, nous n'en avons trouvé
aucun qui nous fournisse autant de
sel alcaly que le nitre, tel que les
Anciens nous l'ont décrit, comme
on verra cy-aprés. La verité est
que le mercure est un puissant alcaly,
mais il est tout volatil; & les eaux
que l'on dit en être impregnées, ne
laissent point ou tres-peu de residence, il ne resiste point au feu, dont le
moindre se resout en fumée. Le fer
qui est un composé de sel d'un esprit

vitriolique , & d'une terre métalli-
que , ne paſſe pas pour abonder en
ſel alcaly. D'ailleurs les eaux ferrugineuſes avec ſa poudre de noix de
galle, font une teinture noire comme de l'encre. C'eſt pour cette raiſon qu'on ſe ſert de Vitriol Romain
pour faire l'encre, parce que ce mineral abonde en fer, & les excremens des perſonnes qui uſent des
eaux ferrugineuſes, ou des prépara-
tions du marc, ſont toûjours beaucoup noirs, ce qui n'arrive jamais à
nos bûveurs, ajoûté que la reſidence des eaux ferrugineuſes eſt d'une
couleur tannée, & qui fournit beaucoup de terre & peu de ſel, lequel
eſt encore chargé d'un acide. Le
ſoûfre outre qu'il eſt fort inflâmable, n'a rien de fixe, pas même par
le feu. La définition que nous en
donne Guintherus Billiquius en ſes
Obſervations Chymiques nous confirme qu'il n'y a point d'alcaly dans
ce mineral. Le ſoûfre (dit cet Auteur) n'eſt qu'une reſine à ſa ſurface,

dans son fond il n'est qu'une vapeur, & cette vapeur n'est qu'un sel
& ce sel n'est qu'un pur vinaigre ;
c'est à dire qu'il n'y a que de l'acide,
aussi en tire-t'on un aigre ou esprit
en abondance & facilement, & peu
de gens de bonne foy se vanteront
d'avoir tiré par la Campane autre
chose que cet esprit, le bitume n'est
qu'un soûfre grossier & qui a moins
d'esprits ; les Vitriols ne sont pas
des sels alcalys fixes ny volatils ; &
quelques calcinations qu'on en fasse,
ils ne deviennent jamais alcalys ;
l'alun est aussi un sel acide un peu
acerbe, c'est pourquoy il est si stypti-
que ; le sel marin, à dire le vray, a un
peu d'alcaly, mais l'acide y prédomi-
ne. D'ailleurs l'esprit de sel fait une
trop grande effervescence avec le
sel de nos Eaux, & rend une odeur
trop picquante pour nous permettre de croire que jamais ils ayent
symbolisez : outre que si le sel de
nos Eaux étoit de la nature du sel
marin, il y auroit beaucoup d'acides

dans nos Eaux où il n'y en a point, où s'il y en a, il fera toûjours bien foible, & peut-être inconnu.

Aprés avoir examiné regulierement tous ces métaux & mineraux, les avoir mêlez avec le fel de nos Eaux, & avoir fait des diffolutions, des précipitations, tiré des teintures, & n'y avoir rien trouvé qui foit femblable, ny qui faffe les mêmes effets que le fel de nos Eaux ; nous foûtenons qu'ils ne peuvent avoir produit l'alcaly ny fixe ny volatil que nous trouvons dans nos fources. Cét examen de ces mineraux que nous aurions pouffé plus loin fi nous n'apprehendions un trop long difcours, reconnu pour jufte dans fa brieveté, il faut de neceffité que le nitre des anciens nous fourniffe le fel dont nos Eaux font chargées ; & pour en juger fainement, il faut fçavoir ce que c'eft que ce mineral, & en rechercher la nature le mieux que nous pourrons.

DU NITRE,
ET DE SES EFFETS.

CHAPITRE VI.

Uoy que nous ayons condamné la trop grande veneration qu'on a euë jusques à present pour l'autorité & le sentiment des Anciens, & que nous ayons étably l'attache qu'on avoit pour l'opinion de nos Peres, comme la source de l'ignorance : nous sommes neantmoins contraints d'y avoir recours en ce rencontre, parce que nous ne pouvons pas faire des experiences sur une chose que nous ne pouvons pas avoir; ainsi il faut bien consulter ceux qui se sont servis du nitre, puisque nous n'en n'avons point

E iiij

parmy nous, quoy qu'il ne laisse pas
d'être en abondance dans les entrailles de la terre, ainsi nous n'en
pouvons parler que sur le rapport
d'autruy : Voicy donc ce que quelques-uns en disent.

Le nitre est un sel qui se trouvoit
en Egypte, on le tiroit des mines,
& celui-là s'appelloit mineral ou fossile, outre ce naturel on en faisoit
d'artificiel de l'eau du Nil, qui en
est fort chargée. Il y avoit des fos-
ses appellées Nitrieres le long de ce
fleuve, comme nos Salines le long
de nos Mers. Ce nitre étoit fort en
usage chez nos Anciens, mais de
nos jours on ne s'en sert pas, du
moins dans ce Païs où nous n'en
n'avons point ; & il ne nous reste
aucun sel qui approche de sa nature
si ce n'est le Borax fossile. Nous a-
vons neantmoins des Eaux nitreuses
qui s'en chargent dans le sein de la
terre qui en conserve beaucoup ; &
ce qui la fait negliger, c'est la peine
& le travail que les hommes ont

toûjours fuy , & qu'il falloit employer pour le tirer de ces profondes mines : on luy a substitué le salpêtre qui n'approche point de sa nature , comme tous les Auteurs qui
ont écrit du nitre , l'ont remarqué ;
car le salpêtre est corrosif & mordi-
cant dangereux pour l'estomac ; il y
a même des Praticiens qui le rejet-
tent*encore aujourd'huy , quelque
changement & preparation dont
l'Artiste se puisse servir. Son esprit
comme l'on sçait , est un dissolvant
des métaux ; & s'il ronge des côrs
durs & compacts, nous doutons avec
raison s'il ne s'acroche pas aux fibres
de l'estomac de ceux qui s'en servent , aussi s'en trouvent - t'ils fort
échauffez aprés cét usage. Mais le
nitre est un sel doux & famillier à
nôtre nature, & qui n'est point mal-
faisant, ainsi qu'on en peut juger par
l'usage qu'on en a fait sans danger
dans les siecles passez , il est à la verité d'un goût un peu salé, accompagné d'une petite amertume. Le

E v

falpêtre differe du nitre en ce que dans celui-cy l'Alcaly y domine, & dans celuy-là l'on voit manifeste-ment que l'acide y eft en grande quantité ; le falpêtre jetté fur les charbons fulmine, parce que toutes fes parties font occupées & pleines d'acides aëriens, que l'acide igné chaffe avec bruit & violençe, écar-tant fes parties pour s'y loger. Le nitre au contraire ne fulmine point jetté fur les charbons, parce que fes pores font plus ouverts & moins oc-cupez, & donnent la liberté aux atômes ignez de les penetrer fans efforts. Voyons un peu maintenant ce que les meilleurs Auteurs tant anciens que modernes ont declaré de la puiffance du nitre.

Hypocrate ce grand Naturalifte, que Tachenius & quelques autres de fa fecte veulent faire paffer au-jourd'huy pour un grand Chymifte, s'eft fervy de nitre pour refoudre & déterger pour toutes les humeurs froides, pour les ulceres malins &

inveterez , specialement pour ceux
de la matrice. *a* Galien qui est le fidele genie de ce divin Vieillard, s'est
expliqué plus au long touchant le
nitre : Il dit *b* que le nitre tient le
milieu entre l'aphronitre & le sel ,
que si on le brûle, il approche plus
de l'aphronitre , parce que par le feu
il contracte un Empyreûme qui le
rend caustique, & si on le prend in-
terieurement, il attenuë & incise les
humeurs crasses & lentes beaucoup
plus que le sel commun , & dit qu'il
avoit de coûtume de se servir du nitre tant calciné que non calciné pour
ceux qui étoient suffoquez par les
champignons aussi-bien que de l'é-
cume du nitre. Il confirme la même chose dans le même Livre, traitant de l'aphronitre. Il dit *c* parlant des viandes salées, que la fleur
ou sel volatil du nitre attenuë & resout; il dit *d* encore qu'il est déter-
sif & purgatif. Enfin en mille en-

a *Liv. de la sterilité.* b *Liv. 9. des simples midic.*
c *Liv. 3. des alimens.* d *Liv. 8. & 14. de sa Methode.*

droits de ſes Ecrits il fait voir qu'il s'eſt ſervy du nitre pour ouvrir, purger & déterger, reſoudre, fondre & autres indications de cette nature. Dioſcoride tant eſtimé par Galien pour la matiere medecinale, avoit écrit avant luy de la nature & des effets du nitre ; & il y a apparence que c'eſt dans cét Auteur que Galien avoit puiſé ſes penſées touchant les ſimples Medicamens, ainſi qu'on pourra juger en confrontant leurs ſentimens ſur ce mineral.

Dioſcoride dit donc que le meilleur nitre eſt de couleur de roſes ou blanc, plein de trous comme une éponge : voilà ce qu'il dit de la nature du nitre, mais il parle plus amplement ſur ſes effets dans Mathiole. *a* Le nitre attire les humeurs qui ſont congelées bien profond dans les côrs, pris en brûvage, incorporé avec le miel il reſout les ventoſitez, guérit les tranchées : & diſtilé dans les oreilles boüeuſes, il les guérit,

a *Livre* 5. *chap.* 89.

enduy avec figues il eſt fort propre
aux hydropiſies. Il donne ſecours au
venin des champignons. Il eſt fort
bon à ceux qui ne goûtent point les
viandes ; il eſt favorable pour les Paralyſies ; voilà ce que dit Dioſcoride
des effets du nitre. Mathiole ne dit
rien du ſien dans ce Chapitre, ſinon
que ceux-là ſe trompent qui prennent le ſalpêtre pour le nitre ; mais il
parle fort des Eaux nitreuſes, *a* voici
ſes paroles. Quant aux eaux nitreuſes, ſi on en boit elles troublent le
côrs, évacüent le flegme, rendent
fœcondes les femmes ſteriles ; conſu-
ment toutes Scrophules & Ecroüel-
les : l'eau nitreuſe a les mêmes vertus que l'eau ſalée ; toutefois elle eſt
plus forte en ſes operations, excepté
qu'elle n'eſt pas ſi aſtringente ; neantmoins (continuë cét Auteur) elle
eſt fort abſterſive, elle eſt fort propre à guerir la gratelle, les ulceres
des oreilles & les tintemens, & à reſoudre toutes les tumeurs d'icelles ;

a *Chap.* 14. *du même Livre.*

tout cela eſt de Mathiole. Ecoutons preſentement les Plines , particulie-rement le jeune qui en a parlé plus favorablement que nous ne ferons. Il s'étonne *a* de ce que Homere qui étoit avant luy, n'en ait point parlé, quoy qu'il donne , dit-il , aſſez à connoître qu'il ſe baignoit fort ſouvent dans les Eaux Minerales chaudes ; les froides étoient en vogue de ſon têms pour la boiſſon, & les chaudes pour le Bain (car ce n'eſt que depuis peu qu'on s'eſt aviſé de ſe ſervir des Eaux chaudes pour l'interieur ; ce qui a bien diminüé de l'autorité des froides.) Cét Auteur parle des Eaux Minerales de France dont on bûvoit de ſon têms, notamment de celles de Provence & de Languedoc , de Bearn , & de Guyenne, les Eaux de Spa lui etôient fort connuës, & quantité d'autres, il dit qu'elles ſont bonnes pour les nerfs, pour les foibleſſes des jambes, pour les hanches ou ſciatiques, pour

a Liv. 3. de ſon Hiſt. natur. chap. 1. 2. & 3.

les luxations & pour les ruptures ; il
dit qu'elles vuident le ventre, qu'elles guériffent les ulceres , qu'elles
remedient au calcul ; & parlant de
celle de Spa en particulier , il dit
qu'elles guériffent la fiévre tierce, la
fiévre quarte, qu'elles purgent la bî-
le , qu'elles remedient au calcul,
guériffent de la galle, du feu volage,
qu'elles font propres pour toutes les
maladies du bas ventre , qu'elles
tüent les lendes & les poux. L'on
peut voir par les paroles de Pline
que les Eaux Minerales étoient plus
en ufage autrefois qu'elles ne font à
prefent, & qu'on s'en fervoit pour
des maladies pour lefquelles fi on les
ordonnoit aujourd'huy, on pafferoit
pour temeraire. Archigenes Auteur
tres-ancien, dont nous avons perdu
les fçavans Ecrits, parle favorablement des Eaux nitreufes chez Ætius,
& celui-cy attribuë aux Eaux nitreufes toute la gloire qu'on peut s'imaginer ; car il femble nous infinüer *a*

a *Livre* 3.

qu'elles sont hémagogues ; c'est-à-
dire qu'elles purgent & purifient la
masse du sang dont les vices se communiquent necessairement à toutes
les parties. Ceux qui ne seront pas
satisfaits sur les effets du Nitre &
des Eaux Minerales, qu'ils se donnent la peine de consulter Theo-
phrastes, Scribonius Largus, Vitruve, Paul Æginette, Cardan, Scaliger, Angelus Sala, Tabernemon-
tanus, Andernacus, Baccius Seby-
sius, & un nombre prêque infiny
d'Auteurs qui ont écrit des Eaux
Minerales, qui tous confirment ce
que nous venons de dire des Eaux
Nitreuses: & de nôtre siecle & dans
nôtre Province, Messieurs Banc &
Aubry Medecins de Moulins, qui
ont sçavamment écrit des Eaux minerales, lorsqu'ils parlent du Nitre,
luy attribuënt les mêmes effets.

Or ces autoritez receuës & ap-
prouvées, & comparant les effets
de nos Eaux avec les effets du Nitre,
nous ne pouvons nous empêcher de

dire que le sel que nous trouvons
dans nos sources est un sel nitreux, car
il produit tous les mêmes effets que
ceux que les Anciens ont attribué à
leur Nitre, excepté que nous n'employons pas nos Eaux pour tant de
maladies qu'ils faisoient, parce que
nous ne sommes pas si hardis. Il ne
falloit pour décider de la nature de
nos Eaux, qu'avoir recours à deux
hommes qui sont encore vivans,
dont l'autorité ne peut être suspecte,
Monsieur Duclos Medecin ordinaire
du Roy en l'Academie des Sciences,
dont la profonde érudition est assez
connuë chez les Sçavans, est le premier qui dans un Traité qu'il a fait
par ordre du Roy sur toutes les Eaux
Minerales de ce Royaume, imprimé
à Paris 1675. aprés avoir examiné
tres-regulierement nos Eaux transportées en cette Ville de Paris, dé-
clare qu'il n'y a trouvé que le seul
Nitre des Anciens, tant dans le Boulet que dans la Grille, & au même
poids. Monsieur Spond Medecin de

Lyon, dont le nom & le merite sont
bien établis dans le monde, a dit aussi
comme Monsieur Duclos, *a* que nos
Eaux étoient nitreuses. L'exactitude
avec laquelle ces Messieurs ont examiné ces Eaux, l'un transportées, &
l'autre sur les lieux avec deux autres
Medecins de Lyon, qui sont d'une
Science consommée, nous donnent
assez à connoître qu'ils ne peuvent
tromper, ny être trompez dans ces
sortes de matieres.

Les Sçavans pourroient presentement juger sûrement des maladies
que nos Eaux peuvent guerir, aprés
avoir étably que leur sel est un veritable Alcaly nitreux. Mais comme
nous écrivons pour tout le monde,
il est à propos de rapporter les maladies pour lesquelles l'experience &
la raison font voir qu'elles sont propres, c'est ce que nous allons faire
pour ne point laisser de scrupule
dans l'esprit seulement (car pour
ceux du cœur la playe est mortelle,

a En son Traité des Fiévres.

nous n'entreprenons pas de la guérir.) L'on verra dans ſes effets que
nous attribuërons à nos Eaux, que
nous n'en dirons pas tant que les Auteurs que nous avons citez : mais
nous expliquerons l'action des Eaux
Nitreuſes d'une maniere conforme
aux experiences mécaniques, qui ſont
aſſûrément la voye la plus juſte pour
découvrir la verité ; car la nature
eſt toûjours une en elle-même , &
agit toûjours de même maniere;
ainſi puiſque nous voyons qu'elle
agit d'une maniere dans le grand
monde, pourquoy ne tirerons-nous
pas conſequence qu'elle fait de même dans le petit monde ?

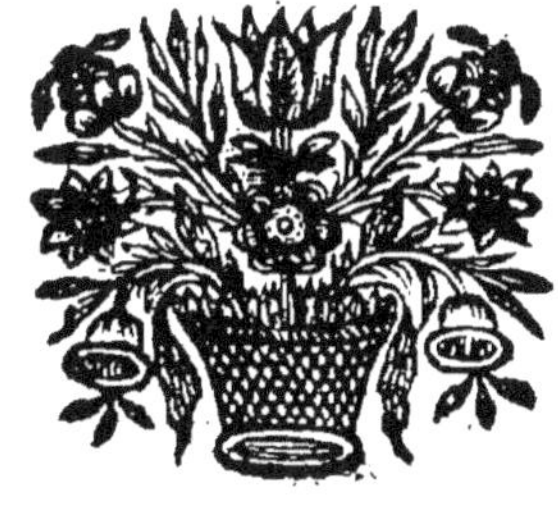

DES EFFETS
DE CES EAUX
EN GENERAL.

CHAPITRE VII.

Uoy que nous ayons travaillé avec peine à la recherche de la nature du mineral de nos Eaux, & que nous ayons découvert & prouvé par plusieurs experiences que c'eſt un alcaly nitreux ; neantmoins comme la fin principale que nous nous propoſons, n'eſt pas tant de découvrir qu'il eſt le principe de l'action de ces Nymphes bienfaiſantes, que de connoître leurs vertus & proprietez ; parce que c'eſt plûtôt pour la pratique que pour une ſimple Theorie que nous écrivons. Nous pouvons dire que nous voicy

à l'utile & au point essentiel de cét
Ouvrage, puisque nous allons exposer presentement les effets de ces
Eaux; & comme l'on peut tirer des
indications & des consequences justes de ce que nous avons dit de leur
Mineral pour leurs vertus, il est aussi
constant que les effets que nous ferons voir qu'ils produisent, prouve-
ront parfaitement que c'est un alcaly
nitreux qui en est le principe : car
on reconnoît mieux les causes par les
effets, que les effets par leurs causes.
Nous disons donc, & il est vray, que
toutes les Eaux de nos Fontaines minerales sont aperitives, desopilatives
& purgatives, les unes plus, les autres moins. L'Eau du grand Puy
quarré ou des Capucins (ainsi dite
parce qu'elle fournit l'eau du Bain
de ces bons Religieux, qui n'est de-
stiné que pour ceux de leur Ordre
& non autres) & l'Eau de la Grille
sont les moins purgatives, mais en
recompense elles sont les plus balsa-
miques, les plus douces, & les plus

familieres à la poitrine & à l'estomac
des personnes delicates ; l'Eau du
gros Boulet & des autres Fontaines
temperées , sont plus penetrantes,
plus aperitives, celle du Boulet remuë & precipite plus, elle se fait jour
à travers toutes les obstructions ,
& opilations les plus opiniâtres du
bas ventre, elle fond , détrempe &
charie beaucoup ; l'Eau de la Fontaine qui est sous les Celestins , est
fort diuretique , & fort perçante,
pousse beaucoup par les urines , &
ne cede en rien au gros Boulet , &
comme cette Eau est froide actuellement , elle rafraîchit plus promtement : & si nous étions un peu moins
scrupuleux , ou plûtôt si nos Eaux
chaudes ne satisfaisoient pas aux indications des maladies, nous ferions
user de celle-cy aux personnes jeu-
nes & vigoureuses , & dont l'estomac & la poitrine ne craignent pas
le froid, L'Eau des Fontaines Gargniez comme temperées , tient le
milieu, elle purge, elle pousse par
les selles & par les urines sans in-

commoder l'eſtomac ny la poitrine,
principalement ſi on la mêle avec
les Eaux du Puy quarré ou de la
Grille. En un mot toutes ces Eaux
lavent & nettoient les parties naturelles, & vuident ſes impuretez qui
y ſont retranchées comme dans un
magaſin. Ces penſées ainſi établies,
il faut maintenant parler des effets
de chaque Fontaine en particulier,
& commencer par celle du Puy
quarré, comme la plus noble, tant
par la pureté & douceur de ſon
Mineral, que par ſes admirables
effets ſur les parties les plus neceſ-
ſaires à la vie, qui ſont la poitrine
& l'eſtomac, dont l'œconomie &
les fonctions déreglées troublent
& mettent le deſordre dans le reſte du côrs. D'ailleurs l'abondance
d'Eau que cette Fontaine fournit,
eſt une preuve inconteſtable de ſa
prééminence, puiſqu'il eſt de la nature du bien de ſe communiquer,
& d'un plus grand bien de ſe communiquer davantage, comme le

bien infiny qui se communique in-
finiment par le nombre infiny de
ses creatures, & par son concours
perpetuel pour la conservation des
Etres, lesquels quoy que finis en
eux-mêmes, ne laissent pas d'être
infinis de la part de leur premier
Principe, dont ils portent les sa-
crées idées, & les caracteres ineffa-
çables.

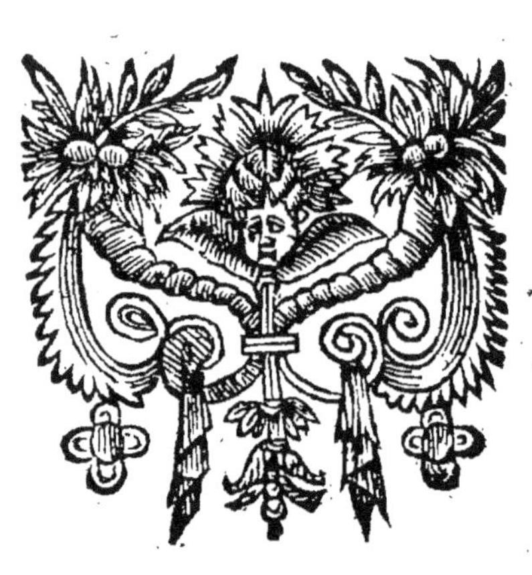

DES EFFETS
DE L'EAU
DE CHAQUE FONTAINE
EN PARTICULIER.

Et premierement de celle du
grand Puy quarré.

CHAPITRE VIII.

NOUS avons déja dit
que l'Eau du Puy quar-
ré étoit plus douce &
plus balſamique que
purgative : elle purge
pourtant, mais il faut que ce ſoient
des perſonnes faciles à émouvoir :
nous ſçavons que ſur le mot de balſamique, pluſieurs perſonnes ſe ré-
crieront par une pure critique, &

les autres, parce qu'elles ne conce-
vront par la portée de ce terme, mais
que tous apprennent que cette Eau
porte avec elle un Esprit vivifiant &
nutritif qui est le restaurateur de la
vie, qui regenere les forces des parties les plus languissantes, qui reveille
leurs fonctions, en les délivrant de
leurs ennemis domestiques, qui par
leur poid les accablent & les usent
plus en un mois, que le têms ne feroit en vingt années. Oüy nous disons, mais avec assûrance, que cette
Eau est le Reservoir sacré de cét Esprit de Dieu, qui estoit placé sur
l'Element dont elle fait partie; elle
sert de vehicule au soufle de vie pour
l'accompagner où les besoins de la
nature le demandent pour y operer
certaines cures qui tiennent du mi-
racle, & dont nous ne prétendons rechercher la cause que nous aimons
mieux admirer avec respect, que
d'en parler en Physicien seulement;
& quoy qu'il ne soit guéres d'un
Medecin d'avoir recours aux Mira-

cles pour expliquer les chofes , &
que nous foyons peut-être un de
ceux qui ont le plus de foy pour les
caufes fecondes dépendantes pourtant de la premiere. Nous avoüons
neantmoins, & nous l'avoüons fans
rougir , qu'il fe paffe des chofes fi
furprenantes à ces Eaux , & qui font
fi fort au deffus des forces ordinaires
de la Nature, que nous nous fentons
obligez en homme de bonne foy de
dire que comme il y a quelque chofe
de divin dans les maladies, il y a auffi
quelque chofe de divin dans les remedes. Nous ne prétendons pas avoir
penetré jufques-là , nous n'avons recherché que ce qui eft du reffort de
la Nature, & nous nous fommes ar-
rêtez aux caufes ordinaires des effets
de ces Eaux. Cette digreffion eft un
peu longüe, mais nous l'avons faite
par neceffité; nous revenons aux effets naturels de ces Eaux, qui étans
receuës dans la bouche, c'eft là auffi
où elle commence d'agir , elle nettoye les dents, fortifie les gencives,

F ij

elle lave la langue, le palais, & par
ce moyen dégage les organes du
goût, en levant un limon ou une
crasse qui s'y amasse peu à peu, &
d'un même têms donne issuë au suc
salivaire, contenu dans un nombre
prêque infiny de glandules de la
bouche, dont la transudation & é-
coulement n'étans pas libres à cause
que cette crasse étoupe & boûche
les pores de ces glandes, ce suc s'aigrit & devient corrosif, d'où naîs-
sent tant de petits chancres & ulceres malins à la bouche ; cette Eau
guérit la Paralysie de la langue, en
débouchant les nerfs, la laxation de
l'alüiette, elle lave l'œsophage en passant, & l'orifice de l'estomac, & par
là reveille l'appetit (c'est peut-être
pour cela que Hypocrate dit que
l'Eau est vorace.) Car assurément
un des premiers effets de nos Eaux
c'est d'exciter la faim, toutes ces
maladies ayant prêque la même cause. Cette Eau y remedie par ses sels
alcalys fixes & volatils, qui déter-

gent & emportent les humeurs craſ-
ſes & épaiſſes qui occupent les parties, en ſe chargeant de l'acide é-
tranger qui les avoit fixées , & par
là donne la liberté au ſuc ſalivaire,
premier ferment des alimens , en
corrige l'aigreur & l'adoucit ; elle
rétablit l'eſtomac, fortifie la poitrine
& le cerveau. Pour le regard de
l'eſtomac , il faut ſçavoir que ſon
œconomie peut être troublée en
trois façons ; car ou ſes actions ſont
diminüées, & cela par le défaut du
ſuc ſalivaire premier mobile de la
digeſtion & manque de chaleur, qui
eſt comme la coadjutrice de ce ferment naturel , ou bien l'action de
l'eſtomac eſt dépravée , & cela par
le vice de l'acide & de la même chaleur, ou bien enfin l'action de l'eſtomac eſt entierement ruinée par privation de l'acide & de la chaleur.
Si l'action de l'eſtomac eſt lezée, &
ſeulement diminüée , c'eſt par des
coles & des plâtres qu'un acide ſul-
phureux & étranger tient congelez

dans le fond de la tunique veloutée
de cette partie, & par là couvre le
levain qui étoit resté de la precéden-
te digestion pour la suivante qui est
moindre, parce que son dissolvant
est déja alteré, & cette alteration
augmentant par la generation de
nouveaux flegmes, il faut necessairement que cét acide soit enveloppé,
que sa pointe soit trop émoussée, &
que la chaleur soit comme suffoquée,
& que par ce moyen la dissolution
des alimens soit imparfaite, comme
il arrive dans les simples indigestions, pesanteurs d'estomac, vomissemens, peu de têms après le repas
Cette Eau par son alcaly tant fixe
que volatile, soûtenu par la chaleur
moderée, attenuë, incise, & fond
ces flegmes glüans & visqueux, en
les ébranlant par leurs chûtes dans
l'estomac; cét acide étranger abàn-
donne ces coles, & fait effort de
s'unir à cét alcaly, & de remplir les
vuides, & de cette maniere les humeurs se précipitent & sont entraî-

nées hors de l'eſtomac, & pour bien
faire il faut boire cette Eau ſur la
ſource, crainte de perdre cét alcaly
volatil qui ne ſe repare point ; l'eſtomac ainſi délivré de ces humeurs
qui l'incommodoient & troubloient
ſes fonctions, ſe rétablit , l'appetit
revient, la coction des alimens ſe fait
mieux, ces peſanteurs diſparoiſſent,
ces vomiſſemens ceſſent. Si l'action
de l'eſtomac eſt dépravée par le vice
de l'acide qui s'aigrit & devient coroſif, comme dans la faim canine ,
dans les vomiſſemens frequens, &
dans les nauſées ou dans l'appetit
extravagant des filles & des femmes,
dans leſquelles l'acide naturel ſe
corrompt, s'aigrit & devient malin;
l'alcaly de cette Eau adoucit & amortit cét acide, dont les tranchans font
de ſi étranges impreſſions dans l'eſtomac, ce ſentiment eſt admirable-
ment bien confirmé par le ſage in-
ſtinct de cette nature qui guerit ; car
n'eſt-il pas vray que les filles & les
femmes ont quelquefois un appetit

F iiij

bizarre, & dans lequel ceux qui n'en connoiſſent pas la raiſon diſent qu'il y a de la Lune dans l'eſprit & dans la conduite de ces pauvres femmes ; car elles ne trouvent rien de meilleur à leur goût que les charbons, les cendres, la chaux, le plâtre, les coquilles d'œufs ; & pourquoy cela ? ſi ce n'eſt parce que ces choſes contiennent des alcalys qui amortiſſent ce diſſolvant qui eſt dans leur eſtomac, & en moderent l'action : de là vient que bien loin d'étre incommodées de ces ſortes de choſes, qui en toutes autres perſonnes feroient des deſordres, qu'au contraire elles ne ſentent plus tant de déchirement dans leur eſtomac. Que ſi enfin l'action de l'eſtomac eſt ruïnée, éteinte & abolie par privation de l'acide & de la chaleur naturelle, comme il arrive dans la vieilleſſe, de bonne foy cette Eau ne va pas juſques-là, cette ſource n'eſt pas la Fontaine de Jouvence, elle ne fait point rajeunir, elle peut bien retarder la vieilleſſe, mais quand

elle eſt venuë, elle n'y peut rien, cét
axiôme eſt ſolemnel, il eſt écrit dans
les Decrets Eternels, de la privation
à l'habitude il n'y a point de retour.
Il y a pourtant une vieilleſſe que
nous appellons vieilleſſe de maladie,
que ces Eaux peuvent détruire en
détruiſant la cauſe. Mais ſi les fonctions de l'eſtomac ſont ſeulement
ruïnées par oppreſſion & accable-
ment total de l'acide, comme dans
les lienteries ou grandes indigeſtions
diarrhées, cauſées par une grande
abondance d'impuretez, qui ſont
dans les rugoſitez de la tunique veloutée de l'eſtomac, ou des coles &
des plâtres recuits qui ſont encore
des coagulations de l'acide étranger,
qui par ſes parties ſulfureuſes ou
embarraſſantes lie & fixe la ſeroſité
aqueuſe ou les mucoſitez de l'eſtomac. Cette Eau, comme nous avons
déja obſervé, attenuë, ſubtiliſe, &
fond ces matieres, & les précipite
par les ſelles & par les urines ; mais
pour reüſſir dans de ſemblables ma-

F v

ladies, & n'en pas manquer une, il
faut boire cette Eau la plus chaude-
ment qu'on peut, & ne boire que
deux ou trois verres chaque jour,
& boire pendant trente ou quarante
jours, afin de donner le têms au sel
de ces Eaux d'agir sur ces humeurs
qui luy resistent long-têms, & sur
lesquelles quand on les presse elles
ne font que glisser, & n'emportent
rien. Cette Eau remedie aux ai-
greurs, aux rapports aigres, aux rots,
& borborigmes, en vuidant les matieres qui les causent. Cette Eau n'est
pas seulement faite pour les maladies d'estomac, mais elle favorise
aussi les autres parties naturelles,
parce que cét acide malin & étranger exerce sa tirannie avec plus de
violence hors de l'estomac, qui est
plus fait à ses revoltes : elle guérit
les coliques venteuses, nephretiques, même bilieuses, celles-cy par
accident seulement, en lavant les
reduits des parties du bas ventre où
cette humeur est cantonnée, ou bien

en levant quelques obstructions dans
le canal cholidoque qui empêchoient
l'écoulement de la bile : elle guérit
la venteuse, en vuidant les matieres
flatulentes, & en dissipant les vents
qui se gonflãs & se rarefians faisoient
distention dans les intestins ou autres parties voisines, y excitoient ce
funeste simptôme que nous appellons colique venteuse. Pour la colique nephretique, toutes nos Eaux
y sont immanquables , & celle-cy
n'a point d'avantage sur les autres ,
si ce n'est qu'elle fond mieux les
glaires & les flegmes qui s'amassent
aux paroirs des reins ou de la vessie,
d'où naissent des suppressions d'urine, & dont se forme la pierre, le sable & le gravier ; elle remedie à bien
d'autres maladies qui ont leur siege
dans le bas ventre , comme aux vapeurs dont les matieres fumantes
sont retranchées dans la substance
spongieuse de la rate & du pancrée,
ou plûtôt dans le fond de l'estomac,
elle fond , détrempe & vuide l'hu-

meur atrabilaire qui les produit le
plus souvent. Si cette Eau est si sa-
lutaire pour les maladies des parties
naturelles , elle ne l'est pas moins
aux parties vitales sur lesquelles elle
répand une rosée vivifiante , un baume naturel préparé & dispensé par
le souverain Medecin , particulierement sur les poûmons; car s'ils sont
irritez par quelque humeur saline,
qui monte quelquefois de la rate par
les vaisseaux lymphatiques , & qui
descéd aussi quelquefois du cerveau,
& fait une toux qui pourroit enfin
dégenerer en phtisie, s'il y a extinctió
de voix par la presence de quelque
serosité aigrie & coagulée sur la tra-
chée artere , cette humeur s'adoucit
par l'usage de cette Eau : elle guérit
l'un & l'autre asthme, ainsi que nous
ferons voir cy-aprés : elle est bonne
pour les hydropisies de poitrine, pour
les toux qui dans l'Automne ont coûtume de venir avec violence , lesquelles on dit estre causées par une
chaleur d'entrailles qui envoye des

vapeurs au cerveau, où étant épaisses
& condéfées il s'en forme une pluye
qui tombe fur le larinx ou fur la tra-
chée artere, l'irrite & la picote ; nous
en avons une experience finguliere
d'une perfonne qui en a bû fouvent
en Automne pour cette incommodi-
té qui le menaçoit d'une phtifie ; elle
guérit l'enroüement, le crachement
de fang caufé par un acide revolté
qui caufe des fermentations dans la
maffe de fang, qui le fubtilifent &
décompofent de telle maniere qu'il
fort par les anaftamofes. Cette Eau
adouciffant & mortifiant cét acide,
arrête & calme ce crachemét de fang
auffi-bien que les autres hœmorrha-
gies, comme le flux immoderé des
hœmorroïdes & des mois des femmes : elle ne guérit pas de la phtifie,
mais elle en preferve. C'eft un remede divin pour préparer au lait, parce
qu'elle lave les parties naturelles, elle
emporte les craffes & les levains qui
pourroient aigrir & cailler le lait. Ces
effets furprenans dans les parties vi-

tales & naturelles ne font pas les feuls
que cette Eau falutaire produit ; car
elle gratifie auffi les parties animales
pour lefquelles fon alcaly volatil femble être deftiné, elle préferve de l'a-
poplexie qui pourroit arriver par une
abondance d'une pituite lente, qui
regorgeant dans les ventricules du
cerveau, dont les emonctoires fe
trouvent bouchez, inonde toute la
fubftance du cerveau, & s'infinuë
dans les pores des nerfs, & intercepte
l'irradiation des efprits animaux ; le
fel volatil de cette Eau fe fublimant
jufqu'au cerveau, il circule principalement dans les vaiffeaux lymphatiques, diffout & fond ces pituites,
& les fait diftiler par les conduits deftinez pour cette décharge, & favo-
rife de cette maniere l'influence des
efprits ; de là vient que nos bûveurs
de temperament flegmatique cra-
chent & mouchent beaucoup, &
trouvent leur tête libre & dégagée.
Il ne faut pas craindre ce que difent
quelques fcrupuleux qui n'en ont

pas l'uſage, qu'il eſt dangereux que cette Eau fonde trop tout à coup ; car en même têms qu'elle fond elle donne iſſuë aux matieres ; d'ailleurs on agit prudemment, elle remedie aux hydropiſies de cerveau, pourvû que l'on ſoit aſſez heureux de les boire au commencement qu'elles ſe forment : elle guérit les migraines, les peſanteurs de teſte, elle procure le ſommeil, elle guérit les ulceres, tintoins & bourdonnemens d'oreilles, en dégageant les organes de l'oüie : elle corrige l'odorat dépravé, & s'il eſt diminué elle le remet, ſoit en débouchant l'os cribleux, ſoit en donnant iſſuë à quelque matiere croupiſſante dans les organes deſtinez à cette ſentation, elle délivre les yeux d'un grand nombre de maladies provenans de chûtes d'humeurs, & décharges de cerveau, en faiſant diverſion de ces humeurs : quelques-uns aſſûrent qu'elles ſont un collire univerſel pour l'ophtalmie, lippitude & ſemblables maladies, mais nous n'en avons point encore d'experience.

❧❧❧❧❧❧❧

DES EFFETS
DE L'EAU
DE LA GRILLE.

CHAPITRE IX.

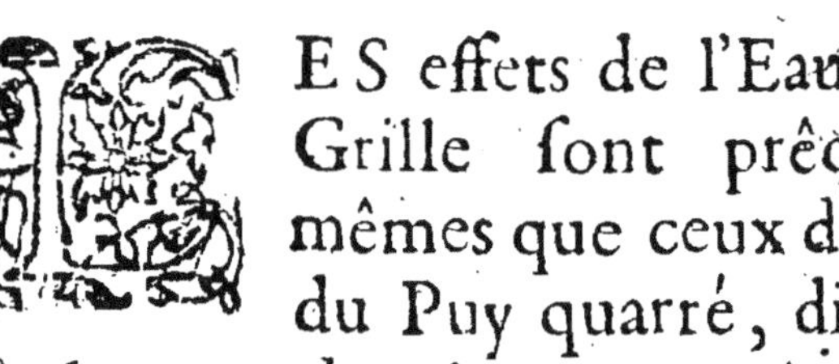

ES effets de l'Eau de la Grille sont prêque les mêmes que ceux de l'Eau du Puy quarré, differens seulement du plus au moins ; car comme l'Eau de la Grille a plus de terre du mineral, & l'autre plus d'esprit ou sel volatil. Celle-cy paroît meilleure pour l'interieur, quoy que l'Eau de celle-là ait été jusqu'à present fort en usage, puisqu'il y a des raisons sensibles pour cela. Il faut

sçavoir que la source de la Grille a
été non pas la premiere découverte
(car personne ne sçait le têms ny
l'ordre de la naiſſance de ces Eaux,
que l'on pourroit dire être auſſi ancienne que le monde) mais de plus
facile accez , occupant moins d'eſpace, n'ayant qu'une ſource, & par
conſequent plus aiſée à reſtraindre,
comme celle qui eſt de tres-peu de
dépenſe ; ce qui obligea nos préde-
ceſſeurs qui ne regardoient pas les
choſes de ſi prés , ſans conſulter
ny examiner que le goût qui eſt
preſque le même que celuy de l'Eau
du Puy quarré , à faire faire un
Baſſin à la Grille plûtôt qu'à l'autre Fontaine , qui ayant pluſieurs
ſources occupoit grande eſpace, ainſi
il auroit été tres-difficile & de grande dépenſe de reſtraindre toutes ces
ſources dans un même Baſſin ; cela
fit que la Grille étant en bon état
chacun s'en eſt ſervy ; & les bons
effets qu'elle a toûjours produit pour
un grand nombre de maladies , ont

fait continüer cét usage : mais maintenant que les RR. PP. Capucins
ont obtenu permission du Roy d'en
tirer un Bain pour les malades de
leur Ordre, ils ont fait la dépense
du Bassin, & ont bien voulu hon-
nêtement s'obliger de le tenir en
état, à quoy ces bons Religieux ne
manquent pas; elle commence d'être
fréquentée, & quand le cœur le di-
ctera comme l'esprit, on leur fera
justice, sur tout pour les maux d'estomac & de poitrine. Que l'Eau de
la Grille ait plus de terre que celle
du Puy quarré, cela se voit en bien
des rencontres, mais particulierement dans celuy-cy.

Dans le Bain de la Grille & non
dans l'autre du Puy quarré l'on trouve beaucoup de terre que l'Eau
dépose dans son cours hors de sa
source, comme sous la chûte de la
Douche. Il s'amasse une terre qui se
lie & se forme en une espece de
pierre sablonneuse, qui ferment
pourtant avec des acides, beaucoup

de personnes ont étés surprises de voir cette terre ; il y a même des Medecins qui manquans des lumie-res de cét Art qui fait si bien con-noître les principes des mixtes, ont examiné cette terre sans sçavoir ce qu'ils en devoient juger. Voicy ce que nous en pensons, & ce qui en est; quoy que nous ayons dit que nous avons étably l'acide & l'Alcaly principes des mixtes, nous n'avons pas exclus la terre & le flegme, nous avons reconnu les premiers pour principes actifs, & la terre & le fleg-me pour principes passifs : ainsi le nitre qui nous fournit nôtre sel Al-caly est composé de terre aussi , & nos Eaux le charrient comme le sel : d'ailleurs nous croyons que l'Aque-duc soûterrain de la source de la Grille est d'une terre ou pierre plus dissoluble que celle de la source du Puy quarré, ce qui fait que l'Eau de la Grille nous fournit tant de terre, laquelle ne paroît point dans l'Eau à sa source, parce qu'elle est confu-

sément mêlée avec les sels fixes &
volatils dans le côrs de l'Eau ; mais
dés que les esprits ou sels volatils
se sont évaporez , comme il arrive dans les Bains & dans les ruisseaux de ces Eaux, cette terre se separe, & par sa pesanteur se précipite
& s'amasse dans le Bain de cette Fontaine , ce qui ne se voit pas dans le
Bain de l'Eau du Puy quarré qui a-
bonde en esprits ou en sels volatils,
dont voicy une preuve assez considerable, & chose à laquelle personne n'a pris garde avant nous; dans
chaque Bain l'on voit dans les têms
froids ou pluvieux une vapeur qui
s'éleve de l'Eau , & cette vapeur
n'est autre chose que la partie la plus
subtile de l'Eau que les esprits qui
s'échapent enlevent avec eux , &
comme dans ces têms froids l'air est
épais, cette vapeur se condense &
s'attache aux parois des Bains , où
nous en avons beaucoup amassé, &
en avons encore icy à Paris, comme
de tous les sels de toutes les autres

Fontaines, le sel qui s'attache aux paroirs du Bain du Puy quarré, est en tout semblable à celuy qui se trouve dans le Bain de l'Eau de la Grille. Il differe seulement en quantité, car les murailles de la chambre & du Bain du Puy quarré en ont beaucoup plus que la chambre & le Bain de l'Eau de la Grille. L'Eau du Puy quarré en est si abondante qu'il mine les murailles de la chambre du Bain du côté du Puy quarré, ce qui n'arrive pas à la chambre ny au Bain du côté de la Grille, & nous pouvons assûrer que nous avons eu le plaisir plusieurs fois de faire crêpir les murailles des chambres & les Bains de l'un & l'autre côté en même têms, & huit jours aprés la chaux est prêque toute tombée & démolie du côté du Puy quarré, ce qui n'arrive pas du côté de la Grille de long-têms aprés, c'est ce qui fait aussi que l'eau de cette Fontaine est si douce, si balsamique, & si utile aux maux de poitrine où les esprits ou sels volatils operent de si salutaires effets.

DES EFFETS
DE L'EAU
DU GROS BOULET.

CHAPITRE X.

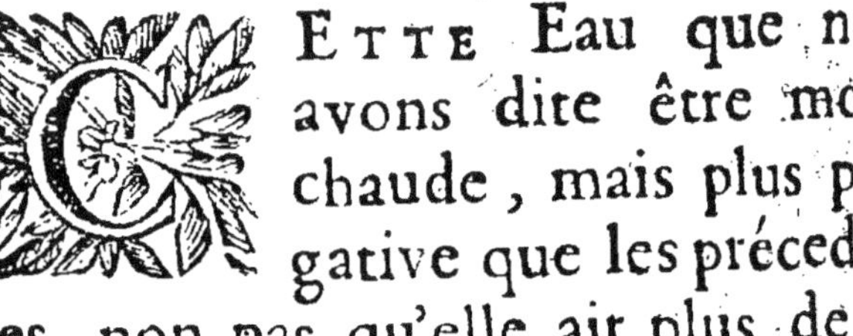

ETTE Eau que nous avons dite être moins chaude, mais plus purgative que les précedentes, non pas qu'elle ait plus de sel comme l'on croiroit en la goûtant; & nous-même avant que de l'avoir examinée si à fond que nous avons fait cette fois, differe de l'Eau du Puy quarré & de la Grille par accident seulement; c'est à dire que quoi qu'elle semble avoir plus de sel, ou qu'il soit d'une autre nature, parce que cette Eau fait plus d'impression

sur la langue, & purge plus : elle n'a
pas davantage de sel fixe ou volatil,
mais c'est qu'elle conserve plus long-
têms celuy-cy, comme font aussi les
autres Eaux froides & temperées, la
raison est naturelle; c'est que la chaleur les fait plûtôt exhaler, les pôres
des Eaux chaudes étans plus ouverts
que ceux des froides, ils s'évaporent
dés qu'ils trouvent un soûpirail pour
retourner au lieu de leur origine qui
est l'air, & se réjoindre au tout dont
ils font partie: mais dans les froides
comme les pôres font plus serrez,
ces esprits ne s'échapent pas si-tôt.
Cela est si vray dans ce rencontre,
que si on laisse quelque têms considerable les Eaux du Boulet, des Fontaines Gargniez, & de la Fontaine
qui est sous les Celestins, hors de
leurs sources, elles deviennent insipides, marque que cette impression
qu'ils font en les bûvant, est l'effet
de la presence des esprits ou sels volatils qu'elles conservent plus long-
têms, c'est ce qui fait qu'elles sont

plus penetrantes , qu'elles se font
mieux jour dans les obstructions &
embarras du bas ventre , & par consequent plus favorables aux maladies
chroniques ou inveterées , dont les
levains croupissent , tantôt dans les
glandes du mezentere , tantôt dans
la duplicature de cette partie , quelquefois sous la voûte ou concavité
du foye , quelquefois aussi & le plus
souvent dans la substance de la rate,
du pancrée & dans la matrice ; nous
les mêlons aussi-bien que nos plus
temperées avec nos chaudes , pour
leur servir de vehicule. L'Eau de
cette Fontaine est fort aperitive, elle
lave & emporte les obstructions les
plus opiniâtres , & se porte jusqu'aux
parties les plus éloignées quand on ne
les presse point, comme on fait d'ordinaire imprudemment ; elle pousse
fortement par les selles & par les urines , suivant la disposition des bûveurs , mais elle prend toûjours la
voye la plus familliere à la nature,
à moins qu'elle n'en soit empêchée
par

par la trop grande quantité d'humeurs qu'elle trouve en son chemin,
& qu'elle ne peut vaincre d'abord,
mais dont peu à peu elle se rend maî-
tresse. Cela posé nous rapporterons
icy en particulier quelques maladies
pour lesquelles nous les employons
tous les jours; mais avant que de nous
engager dans ce détail, il est bon de
faire observer ce dont nous nous
sommes oubliez parlant des effets
de l'Eau du Puy quarré, ou de celle
de la Grille, qui est qu'il y a un acide
naturel & inné dans nos côrs, comme le suc salivaire qui se doit porter
par tout, pour y entretenir avec les
Alcalys une douce fermentation qui
entretienne la vie : mais qu'il y en a
un aussi contre nature, lequel vient
de dehors par les déreglemens de
bouche qui troublent les fonctions
de l'acide naturel, qui quelquefois
dégenere de sa noble nature en s'ai-
grissant, comme il arrive lorsqu'on
surcharge l'estomac, ou qu'on fait
une trop grande abstinence; cét aci-

G

de tant qu'il eſt dans l'eſtomac il
donne aſſez de marque de ſa preſence : & comme cette partie eſt plus
accoûtumée aux acides, elle en ſou-
fre avec moins de peine l'action,
mais du moment qu'il tombe dans
les boyaux il ſe fait bien ſentir, car
comme le naturel ne travaille qu'à
la conſervation de l'animal, celuy-
cy n'agit que pour ſa détruction, il
fait des obſtructions dans toutes les
parties naturelles, particulierement à
l'entrée des veines lactées, & boûche
le chemin du chile d'où naiſſent des
fiévres hétiques, des atrophies : Il
boûche les conduits du ſuc pancrea-
tique & celuy de la bile, dont il ſe
fait des reflus dans les parties ſupe-
rieures : il fait des diarrhées, des
diſſenteries, des téneſmes, des coliques ; il s'inſinuë dans les glandes du
meſétere, y coagule les humeurs glai-
reuſes, & y forme des tumeurs ſcro-
phuleuſes, dans le foye, dans la rate, dans le pancrée, il y cauſe ſouvent des duretez, des tenſions, &

enfin des schirres, même le scorbut.
Il est cét esprit lapidifique de Sen-
net, il est cette disposition calculeu-
se de Fernel , & de beaucoup d'autres Auteurs, dans les reins & dans la
vessie : il y coagule les mucositez , il
y entretient les glaires d'où se formét
le sable, le gravier & la pierre aussi ;
il se glisse dans la matrice', il y forme
des obstructions qui empêchent la
conception ; il fait les suppressions,
les ulceres & les tumeurs qui s'en-
gendrent dans cette partie. Enfin
cét ennemy fourrage par tout , & il
y a peu de maladies desquelles il ne
soit pas du moins la cause occasionnelle : il se communique même à la
masse du sang dans son mouvement
circulaire ; c'est là où il exerce sa tyrannie avec plus d'empire , parce
qu'infectant le suc nourricier , il
porte la mort par tout ; c'est par ce
moyen que les grandes & horribles
maladies naissent chez nous, comme
la lepre, le scorbut , & la verole.
Ce discours deviendroit ennuyeux

G ij

si nous voulions faire le dénombre-
ment des maux qu'il excite, nous en
avons assez dit pour faire connoître
à tout le monde qu'il est le levain le
plus ordinaire des maladies du bas-
ventre, du moins de celles qui sont
fomentées & entretenuës par des
obstructions & opilations dont il est
toûjours l'auteur. C'est pourquoy
nos Eaux qui charrient son antidote
& son antagoniste naturel, triom-
phent si heureusement prêque de
toutes les maladies longues & inveterées, mais il faut la patience. Disons donc hardiment que l'Eau du
Boulet calme les coliques plus promtement que l'Eau du Puy quarré, la
bilieuse en levant les obstructions
qui retenoient la bile, & luy empêchoient de faire chemin: la venteuse
en détergeant, fondant & précipi-
tant le flegme glüant, où souvent cét
acide accompagné d'un peu d'air
renfermé, se rarefie, gonfle la matiere, & fait distention aux intestins,
& produit ce tragique simptôme,

sous lequel periffent bien des malades ; pour la colique nephretique ,
pour les fuppreffions d'urine caufées
par un flegme , fable , gravier , ou
pierre d'une groffeur proportionnée
à la cavité des ureteres, elle y eft im-
manquable auffi-bien que nos Fontaines Gargniez. Nous pouvons &
devons rendre ce témoignage au public, que fi elle eft bonne à quelques
maladies, comme la raifon & l'experience ne nous permettent pas
d'en douter, elle eft entierement faite pour laver & dégager les voyes de
l'urine, toutes nos Eaux y conviennent auffi; car tous les jours les bûveurs des unes & des autres y rendent du fable & de petites pierres.
Le vulgaire eft dans une erreur grof-
fiere, de laquelle il eft neceffaire de
le tirer. L'on croit que les Eaux minerales font toûjours maigrir , &
qu'elles deffeichent beaucoup, cela
arrive quelquefois , & il le faut ainfi
pour les perfonnes repletes , car la
graiffe n'eft qu'un effet d'un acide

G iij

ſulfureux, qui par ſes parties bran-
chûës lie & arrête les excremens de
la troiſiéme coction dans chaque partie , & il eſt bon d'en diminüer la
quantité ; mais en general les Eaux
minerales ſont nutritives, & regene-
rent les chairs , non pas qu'elles ſe
convertiſſent en nourritures , mais
elles la favoriſent , car ou elles re-
veillent l'appetit , ou elles fortifient
l'eſtomac , qui enſuite donne un
meilleur chile ; & en paſſant qu'on
remarque que ſi l'eſtomac ne fait
bien ſes fonctions, c'eſt à dire la premiere digeſtion, & qu'il ne fourniſſe
un chile loüable, ſes défauts ne ſont
point corrigez par les autres coctions;
ou ces Eaux précipitent les méchans
levains , qui ſe rencontrant au chemin du chile le corrompent : ou enfin ces Eaux débouchent les obſtructions qui empêchent les parties de
recevoir leur nourriture , d'où naiſſent des fiévres lentes & hétiques,
des maraſmes & des atrophies. Ces
Eaux dans ce ſens ſont bien dites

nutritives , combien voyons - nous
toutes les saisons du Printêms & de
l'Automne venir des malades d'un
tein have, pâle , & défait, tous lan-
guissans, tous maigres, dessechez &
flétris , recouvrer l'appetit les premiers jours de leur boisson , sentir
leur estomac se refaire , voir revenir
leur tein , reprendre insensiblement
leur embonpoint, & aprés cela l'on
croira que les Eaux Minerales font
toûjours maigrir ? Cette Eau remedie à l'un & à l'aure ictere par elle-
même au Melancolique, & par accident au bilieux , en débouchant les
obstructions de la vessie du fiel, d'où
vient le reflux de la bile qui se mêle
dans la masse du sang , & se porte à
l'habitude : elle ralentit les fougues
& les impetuositez des humeurs causées par les revoltes de l'acide contre nature , elle purge & précipite
par les selles & par les urines aussi,
l'humeur mélancolique ou atrabilaire retenuë dans la rate, pancrée &
parties voisines, & par là préservent

G iij

du scorbut & des schirres ; elle guérit les fiévres quartes & les doubles tierces, en corrigeant & amortissant les levains aigres qui causent ces fermentations peryodiques, à peu prés comme le Quinquina qui amortit & absorbe plûtôt ces levains des fiévres, qu'il ne coagule & fixe les humeurs, comme on l'a crû jusques à present ; mais nous esperons qu'on reviendra de cette erreur, & que pour cela quelque Physicien habile exercera sa plume pour nous faire connoître les effets de ce remede qui est si en vogue presentement. Cette Eau est bonne pour les ulceres des reins, de la vessie & de la matrice, puisqu'elle est détersive, & qu'elle absorbe l'acide corrosif qui entretient toûjours les ulceres : elle fait vuider les abcez du mesentere & autres qui se forment dans l'estomac ou dans les intestins, comme nous avons vû plusieurs fois, & recemment en la fille d'un Gentil-homme du voisinage. L'on ne peut raison-

nablement douter qu'elle ne soit
propre à un grand nombre de maladies des femmes, comme aux sup-
preſſions des mois, ſoit que ce ſang
qui devroit par les loix de la nature
s'écouler peryodiquement tous les
mois, ſoit retenu par les obſtructions
des veines de l'hypogaſtre, qu'il ſoit
trop groſſier & trop limonneux, ce
qui le rend lourd, peſant, & inca-
pable de fermentation & de mouve-
vement ; cette Eau leve ces obſtructions, & ſubtiliſe & diſſout ce ſang,
y excite des fermentations, & luy fa-
voriſe ſon écoulement, cela eſt d'experience, car le ſel de ces Eaux em-
pêche l'acide de coaguler le ſang &
le lait, & s'ils ſont recemment cail-
lez, il les diſſout & les détrempe :
pourquoy ne fera-t'il pas le même
effet dans le côrs qu'il fait dans la
mécanique ? elle guérit par le même
moyen les maladies cauſées par la
ſupreſſion & le reflus des mois, comme les pâles couleurs, les fiévres
lentes, la cachexie, leûcoflegmatie,

G v

les palpitations de cœur , elle rétablit le tein , elle rend le côrs libre , alêgre & difpos , & regenere
toutes les fonctions naturelles qui
avoient étés comme mortes fous le
poids des humeurs ; elle guérit les
fleurs blanches & les hydropifies de
matrice , elle rend les femmes fécondes & propres à porter enfans, comme nous ferons voir cy-aprés. Elle
emporte les gonorrhées, les chaudes-
piffes , & tous virus veroliques , elle
remedie aux hydropifies afcites, mais
naiffantes. Enfin comme dit Ætius,
a ces Eaux font hémagogues , elles
purifient la maffe du fang , la remet-
tent dans fon état naturel.

Les Eaux des Fontaines Gargniez
& de celle qui eft fous le Convent
des Celeftins, font les mêmes effets
que l'Eau du Boulet , ainfi point de
redite : Il fuffit de dire que les unes
& les autres femblent être ce Pan-
chimagogue naturel , cette Panacée,
ce Remede univerfel tant cherché,

a Livre 3.

& qu'on n'a point encore trouvé,
si ce n'est par l'usage des Eaux minerales telles que les nôtres. Adieu
donc Quintessence de Paracelse,
Adieu Liqueur d'Alchaet de Vanhelmont : enfin Adieu Eaux Vege-
talles, & autres Remedes tant van-
tez par les Charlatans, qui les ont
plûtôt inventez pour vuider la bour-
se, & satisfaire à leur ambition, que
pour rétablir la santé. Privilege qui
est reservé à ces Nymphes bienfai-
santes, dont nous venons de décrire les beautez & les avantages dans
lesquelles sont renfermez des tresors
sacrez que l'Esprit de Dieu y com-
muniqua autrefois lors qu'il étoit
porté sur cét Element mysterieux,
lequel semble être l'instrument le
plus ordinaire, par lequel & sur lequel l'Auteur de la Nature a operé
les plus grandes merveilles ; mais ne
se trouvera-t'il pas quelques demy-
Sçavans qui ne connoissans pas la
nature ny les principes , & encore
moins ses operations, condamneront

G vj

nôtre hypothese, qui pourtant leur
feroit quelquefois d'un grand fecours
pour les tirer d'embarras; Ils ne pourront pourtant en connoître l'utilité,
qu'ils ne fe donnent la peine de la
méditer : & c'eft affez pour les en rebuter qu'il faille des foins & de l'étu-
de, ils aimeront mieux dans les effets
furprenans de la nature avoir recours
aux qualitez occultes, refuge & re-
tranchement ordinaires de l'ignorance. Nous ne ferons pas la caufe de
leur folie ; fi la matiere les paffe c'eft
leur faute. Nous n'avons pas crû pour
éviter la critique d'une poignée de
petites gens, pouvoir fruftrer le public des lumieres que Dieu a accordé
à nos veilles & à nos experiences; Il
ne feroit pas jufte que le Soleil pri-
vât toute la terre de fes rayons & de
fes influences parce que les hiboux
n'en peuvent fupporter l'éclat; mais
qu'ils fe donnent la peine de lire les
Auteurs modernes, qu'ils en penetrent les penfées s'ils peuvent, avant
que de cenfurer les nôtres; car s'ils

trouvent quelques flateurs ignorans qui les écoutent favorablement, ils passeront pour ridicules chez les personnes instruites de la belle Physique, qui verront que pour les causes des maladies nous ne disons rien du nôtre, mais que la nouveauté de nôtre Système ne regarde que l'action des Eaux Minerales que personne avant nous n'avoit expliquée par la doctrine de l'Acide & de l'Alcaly ; & nous aurions poussé plus loin ce discours, si nous n'avions crû en avoir assez dit pour donner une notion juste de nôtre dessein, & une intelligence assez claire de ce que peuvent nos Eaux. Mais comme on ne manque pas dans le monde de former des objections contre les opinions les mieux établies, nous nous attendons bien qu'on en fera beaucoup contre celle-cy, & par avance nous allons nous en faire nous-mêmes, ausquelles nous tâcherons de répondre.

DES OBJECTIONS
PROPOSE'ES ET RESOLUES
TOUCHANT LE MINERAL
DE CES EAUX,
ET DES EFFETS
QUE NOUS LEUR AVONS
ATTRIBUEZ.

CHAPITRE XI.

OUS nous flattons que les honnêtes gens nous feront affez de juftice, pour croire que nous n'avons pas écrit feulement pour nous attirer de la gloire, & recevoir leur applaudiffement, duquel nous fommes pourtant fort jaloux, puifqu'il doit être décifif du fort de cét

Ouvrage, mais que nôtre principale intention est de laisser à la posterité une idée plus juste de ces Eaux que celle qu'on a euë jusques à present, sur laquelle ceux qui viendront aprés nous pourront encherir, parce que la matiere est ample, & prêque inépuisable ; & que d'ailleurs ce Systême sera de leur goût, attendu que la doctrine sur laquelle il roule, fera toûjours un grand progrez de plus en plus, cependant écoutons ce qu'on peut opposer.

L'on dira peut-être en 1. lieu, que nous nous sommes retractez en bien des endroits de ce que nous avons avancé autres fois. Il est vray, & nous protestons que nous nous retracterons encore à l'avenir, si l'on nous fait voir que nous nous sommes trompez, comme nous avons fait lorsque nous nous sommes contentez de faire de legeres experiences, & de suivre les pensées d'autruy plus que les nôtres ; car nous avons crû autrefois qu'il falloit s'accommoder au torrent du monde, & appeller soûfre ce qu'il appelloit soûfre, & acide ce qu'il appelloit acide; mais aujourd'huy que nous aimons mieux dire seul la verité que d'errer avec tout le monde, & que nous nous faisons une religion de dire les choses par leurs noms, nous confessons nos erreurs, en cela nous ne sommes pas sans exemple, les Auteurs sacrez & prophanes se sont bien retractez quand ils se sont apperçûs qu'ils avoient pris l'ombre pour le côrs, particulierement nôtre Hypocrate parlant des sutures du crâne; ainsi quand nous aurions dit autrefois qu'il y avoit du soûfre dans quelques-unes de nos Fontaines, il nous est permis aujourd'huy de le nier, parce que nous avons examiné le mineral de toutes nos Eaux à fond, & nous n'y avons trouvé aucune apparence de soûfre mineral, parce que rien d'inflâmable n'a paru.

L'on nous dira en second lieu, que l'Eau de la Fontaine qui est sous les

Celeſtins, celles du gros Boulet &
Fontaines Gargniez ſont acides,
donc elles ſont vitriolées. Nous nions
que ces Eaux ſoient acides, & nous
diſons que quand elles ſeroient acides, cette acidité ne conclûroit pas
neceſſairement pour la preſence du
vitriol. Nous nions dõc que ces eaux
ſoient acides (quoi qu'on ne diſpute
pas du goût) parce qu'il ne ſe peut
qu'il y ait de l'acide avec tant d'Alcaly, qui immanquablement l'abſor-
beroit, mais il y a une raiſon plus
forte, c'eſt qu'outre que ces Eaux
fermenteroient d'elles-mêmes, car
elles auroient les principes de la fermentation; ſi on jette un acide de
quelque nature qu'il ſoit ſur ces
Eaux à leur ſource, le boüillonnement eſt plus fort & plus prompt:
au contraire, il eſt moindre & plus
lent lorſque ces Eaux ſont évaporées
quelque têms conſiderable, qui eſt
une marque qu'il s'eſt échapé quelque Alcaly volatil qui fermentoit
d'abord; & c'eſt lui auſſi qui fait cette

saveur, qui pour parler jufte il faut appeller une falûre amere, femblable à peu prés à celle que l'on fentiroit fi l'on bûvoit de la diffolution du fel de tartre, dans laquelle on auroit mis quelques goutes d'efprit de fel armoniac. Nous difons auffi que quand ce feroit un acide, qu'il ne feroit pas une preuve infaillible du Vitriol, parce qu'autrement il faudroit qu'il n'y eût que le Vitriol qui pût communiquer de l'acidité aux Eaux minerales, comme prêque tous les Anciens l'ont crû, & encore aujourd'hui quelques vieux Praticiens ; mais on eft revenu de cette erreur, parce que l'on a découvert que le foûfre, l'alun le fer, le bitume avoient cét avantage auffi-bien que le Vitriol qui n'eft pas acide de luy même, mais qui emprunte fon acidité de l'efprit de foûfre qui fe joint à fes autres principes, & qui y domine pourtant, ainfi que l'a remarqué Angelus *a* Sala. Ce qui eft confirmé par Guintherus Billi-

a *Anatôm. des Vitriols.*

quius. *b* Le soûfre, dit cét Auteur,
n'est pas acide d'une acidité vitriolique, mais bien le Vitriol est acide
d'une acidité sulfureuse ; car le soûfre est engendré (continuë cet Auteur) avant le Vitriol dans les entrailles de la terre. Que le soûfre soit
acide, il ne faut que consulter cette
admirable Description que nous en
donne le même Guintherus, & que
nous avons raportée au Chapitre V.
de cét Ouvrage, laquelle l'experience nous confirme, car l'on tire du
soûfre un esprit acide que quelques-
uns ont crû être son sel volatil dissout dans l'humide, & ne sert de rien
de dire que si on dissout du Vitriol
dans l'eau commune, la dissolution
sera acide, & non la dissolution du
soûfre, parce que l'eau est un dissolvant du Vitriol qui n'est qu'un suc
concret, ou plûtôt un sel acide qui
se fond facilement dans l'eau, & non
le soûfre qui est une raisine que l'eau
ne peut ouvrir pour donner issuë aux

b Observations Chimiques.

esprits acides, mais le feu les dégage
& les pousse avec un peu de flegme,
qui les retient.

L'on nous objectera en troisiéme
lieu, que ces Eaux tirent la teinture
de la noix de galle, comme fait le
Vitriol, donc qu'il y a du Vitriol.
Nous nions formellement qu'elles
tirent la même teinture que le Vitriol
avec la poudre de noix de galle, laquelle est noire avec le Vitriol, &
celle que toutes nos Eaux tirent est
seulement couleur de roses pâles, ou
d'œil de perdrix ; & quand elles ti-
reroient une teinture noire, cela
conclûroit plûtôt la presence du fer
que celle du Vitriol ; car l'on sçait
que les excremens de ceux qui usent
des preparations de mars sont noirs
pour l'ordinaire, & si le Vitriol fait
l'encre, ce n'est que celuy qui parti-
cipe le plus de fer comme le Vitriol
Romain. D'ailleurs ces Eaux ne tirent cette teinture qu'à leurs sources, marque que c'est à la faveur de
quelque partie subtile qui s'exhale

facilement, & la diſſolution du Vitriol, la tire long-têms, pour ne pas
dire toûjours également. Si cette
partie ſubtile qui s'exhale étoit du
Vitriol, il faudroit que ce fût ſon eſprit; mais l'on ſçait que l'eſprit de
Vitriol ny aucun autre acide ne fait
l'encre avec la noix de galle, au
contraire, l'eſprit de Vitriol clarifie
l'encre, ajoûté à ce que nous venons de dire, que Meſſieurs de l'A-
cademie Royale ont déclaré dans le
Traité de l'Examen des Eaux Minerales de France, parlant des Eaux
de Vichy, qu'il n'y avoit que le nitre des Anciens.

L'on nous objectera en quatriéme
lieu que les Eaux de ces Fontaines
font differentes impreſſions ſur la
langue, par conſequent ou leur mineral eſt different, ou tout au moins
il y en a plus dans les unes que dans
les autres, ce qui eſt auſſi conforme
à leurs effets, car elles purgent plus
ou moins. Nous avoüons que le goût
eſt different, mais cela ne conclut

pas que le Mineral foit different ny
en plus grande quantité, parce que
le different degré de chaleur en fait
la difference : car la chaleur de l'Eau
du Puy quarré fait que les efprits
s'exhalent & fe diffipent aifément à
caufe que l'Eau eft plus ouverte, &
l'Eau du Boulet & des autres Fontaines plus temperées, étans moins
chaudes font plus refferrées; par confequent les efprits font plus concentrez, & ne peuvent s'exhaler fi-tôt,
ce qui eft confirmé par trois expé-
riences. La premiere, que ces Eaux
font d'un même goût aprés qu'elles
ont été gardées quelque têms hors
de leurs fources, & leurs fels aprés
l'évaporation totale de l'Eau, a la
même faveur. La feconde experience, eft que les jours des matinées
fraîches, ou les jours de pluye que
l'air eft plus épais & plus condenfé,
les unes & les autres ont plus de
goût. L'Eau même du Puy quarré
qui eft ordinairement infipide, eft
difficile à boire ces jours-là. La troi-

fiéme Experience eſt que toutes ces Eaux étans hors de leurs ſources, & gardées un peu de têms ne fermentent pas plus promtement ny plus fortement les unes que les autres. Il y a encore une raiſon pour laquelle nous avons beaucoup de foy, c'eſt que la chaleur des unes fait qu'en les bûvant elles font moins d'impreſſion ſur la langue, parce que la chaleur écarte les fibres des papilles mammillaires qui obeïſſent mieux à ce ſel, qui de cette maniere ne pince point & ne fait que gliſſer : au contraire le froid des autres Eaux reſſerre ces parties mammillaires & les rend froides, ce qui fait que le ſel s'irrite & ſe fait mieux ſentir. L'on pourroit encore ajoûter que la chaleur dilatant les pôres des papilles mammillaires, fait exhaler les eſprits animaux, dont moins de ſentiment, & le froid les reünit en reſſerrant les pôres des nerfs, dont plus de ſentiment. Enfin l'on pourroit dire que la chaleur des Eaux du Puy quarré & de la Grille adoucit & émousse les tranchans du sel, ce qui n'arrive pas dans les Eaux froides; & pour terminer cette Réponse, le sel de toutes les Fontaines fait le même précipité & la même couleur.

L'on nous dira en cinquiéme lieu, que le Nitre des Anciens est composé comme les autres mixtes d'acides & d'Alcalys, & qu'ainsi ce n'est pas un Alcaly pur, mais accompagné d'acide. Cette objection pour être des plus justes que l'on puisse faire, est pourtant des plus faciles à resoudre, si l'on considere que nous avons dit que le Nitre des Anciens a beaucoup d'Alcaly & tres-peu d'Acide dans sa composition, & qu'ainsi il doit être appellé sel Alcaly du principe dominant. Mais il y a plus, c'est que le Nitre dans la mine avant que l'Eau l'ait dissout, il est un mixte composé d'Acide & d'Alcaly, principes actifs; de terre & de flegme, principes passifs; mais dés que l'Eau l'a dissout, elle le décompose & desunit

defunit fes principes, & le peu d'acide fe perd & fe diffipe dans le long
cours des Eaux, & s'infinuë dans les
pôres de leurs canaux foûterrains ,
& une preuve certaine qu'il n'y refte
point d'acide , eft une Experience
que fit un Seigneur Anglois comme
nous cét Automne, auquel nous fai-
fions boire des Eaux du gros Boulet;
& comme il apprehendoit l'acide à
caufe de la délicateffe de fa poitrine,
il prit du lait, & y jetta de l'Eau du
Boulet fortant de fa fource : il ne fe
fit aucun caillé, le lait demeura flui-
de, & ne changea pas, & fit la même
chofe avec l'Eau de la Fontaine qui
eft fous les Celeftins, il ne s'y fit pas
de caillé non plus. Mais (dira quelqu'un) quoy qu'il ne fe faffe point
de caillé, il ne s'enfuit pas qu'il n'y
ait point d'acide , cela conclud feulement que les Alcalys prévalent
dans les Eaux qui empêchent l'action
de l'acide. Hé bien foit, c'eft affez
que l'acide prétendu foit de nul effet,
ainfi cela ne détruit point nôtre opi-

H

nion , qui eſt que le principe des actions de ces Eaux eſt un ſel Alcaly, on n'en doutera pas aprés ce que nous avons dit parlant des teintures, des précipitations que fait le ſel de toutes ces Eaux, comme par exemple que la diſſolution du ſel des Eaux trouble & précipite le mercure ſublimé coroſif diſſout dans l'eau commune, de même que fait le ſel de tartre, ſon huile, le Borax foſſile que l'on convient être de vrais Alcalys, & que cette même diſſolution du ſel des Eaux fait devenir verd le ſyrop violat.

L'on pourroit nous dire en ſixiéme lieu que ces Eaux produiſent differens effets, & dont quelques-uns ſont contraires, comme ouvrir, reſſerrer, échauffer, rafraîchir, pouſſer du centre à la circonference, attirer de la circonference au centre, procurer les mois aux femmes, & arrêter les pertes de ſang, qui ſont tous des effets contraires, qui ſemblent ne pouvoir être produits par une

feule & même caufe, donc il y a plufieurs mineraux dans ces Eaux. Cette
objection paroît forte à la verité,
mais il faut y répondre jufte, ainfi
fans nous arrêter à cét ancien axiôme qui déffend de multiplier les êtres
fans neceffité, nous avons plufieurs
chofes à dire contre cette objection.
Premierement que differens effets ne
demandent pas differentes caufes,
puifque nous apprenons qu'il y a des
caufes univoques & déterminées qui
produifent toûjours les mêmes effets.
Il y en a auffi d'équivoques & indé-
terminées qui produifent differens
effets, fuivant la difpofition des fu-
jets fur lefquels elles agiffent.

Nous difons en fecond lieu,
qu'une même caufe (fût-elle univo-
que) produit dans nos côrs differens
effets, fuivant la difference des parties dans lefquelles elle fe trouve:
Par exemple la même humeur qui
fait l'apoplexie, ne fait-t'elle pas la
paralyfie quand elle fe gliffe dans les
nerfs? les rhûmatifmes, lorfqu'elle fe

H ij

jette sur les muscles ? les douleurs oftocopes, lors qu'elle penetre le periofte. Les goutes lors quelle tombe dans les articles, les fluxions de poitrine, lors qu'elle diftile sur les poûmons, les diarrhées & indigeftions fi elle coule dans l'eftomac ; ainfi comme une même humeur peut caufer differentes maladies, de même un Remede peut guerir differens maux en détruifant cette caufe qui produit ces differens effets dans differentes parties. En troifiéme & dernier lieu, pour répondre fuivant nos principes, n'eft-t'il pas vray que l'acide qui caille le lait & le fang, diffout les coraux, les perles, même les métaux, cela ne vient que de la differente configuration des pôres des côrs fur lefquels l'acide exerce fes actions ; de même l'Alcaly de nos Eaux peut provoquer les mois aux femmes, & arrêter les pertes de fang, provoquer les mois en diffolvant & fubtilifant le fang qui avoit été épaiffy & coagulé par un acide concentré

que cét Alcaly abforbe , arrêter la
perte de fang lorfqu'elle eft l'effet
d'un acide exalté qui décompofe la
maffe du fang , & ainfi des autres
effets.

L'on dira en feptiéme lieu que fuivant nos principes & la doctrine que
nous avons établie , que toutes les
maladies peuvent être gueries par
ces Eaux , & qu'il eft même indiffe-
rent aux malades de boire de l'Eau
de la Grille ou du Boulet , & ainfi
des autres s'il n'y a qu'un même fel
& en même quantité. Nous répon-
dons à la premiere partie de cette
objection, que nôtre doctrine n'établit pas que toutes les maladies puif-
fent être guéries par nos Eaux, car
toutes ne font pas produites par des
acides, & qu'il y en a de fi invéte-
rées contre lefquelles ces Eaux ne
feroient que blanchir, quoy qu'elles
foient entretenuës par de veritables
acides. Nous difons à la feconde
partie, que quand on a bû de ces
Eaux imprudemment & des unes &

H iij

des autres sans conseil, le mal n'a pas
été toûjours considerable , mais la
verité est que le succez n'a pas été
bien favorable, car le different degré
de chaleur de ces Eaux, le plus ou
le moins de sel volatil, la difference
des maladies, de l'âge, de la saison,
du temperament, & autres circonstances , demandent indispensable-
ment de faire un choix ; car tel souf-
fre la chaleur sans être incommodé,
qui ne pourroit boire deux verres
d'eau froide sans sentir de l'alteration, ou de la poitrine ou de l'estomac : d'autres au contraire, les eaux
chaudes leur font boüillir le sang
dans les veines pour ainsi dire, les
font vomir, süer, leur donnent des
vapeurs, & boivent les Eaux froides
tranquillement.

Enfin l'on nous objectera que les
Eaux de Vichy se pétrifient, parce
que l'on trouve sur les bords de
leurs Bassins des encroûtemens pier-
reux, & que soûs la chûte de l'Eau
de la Grille dans le Bain l'on trouve

une matiere semblable à de la pierre sablonneuse. Cette objection est de si petite consequence, que nous n'y répondrons autre chose que ce que nous avons dit parlant des effets de l'Eau de la Grille, où nous avons fait voir qu'elle charrie beaucoup de terre, & que ces incrustations qui se trouvent sur les bords des Bassins & sous la chûte de la Douche ne sont autre chose que cette même terre, qui par le froid de l'air s'endurcit & se pétrifie; & comment se pourroit-t'il que ces Eaux fissent la pierre, qu'il n'y a point de remede au monde plus infaillible pour les coliques nephretiques, dont elles sont le specifique assûré.

Voilà une partie des Objections qu'on peut faire côtre nôtre Systême, nous en proposerions encore quelques autres, sans apprehender de fournir des armes pour nous battre; mais nous jugeons à propos de les taire, afin d'exercer l'esprit des Curieux. Nous prions ceux qui en pour-

ront faire , de nous pas condamner
fans nous entendre; Que fi quelques
Critiques efperans nous chagriner,
en vouloient faire , qu'ils fe reffou-
viennent que nous nous fommes ex-
pofez à la cenfure publique en faifant imprimer nos penfées, qu'ils faf-
fent de même, nôtre réponfe les fui-
vra de prés ; mais comme fouvent le
cœur contefte ce que l'efprit aprou-
ve, nous les conjurons de confulter
celui-cy, & de ne pas fuivre les mouvemens de celuy-là ; car fi nous nous
appercevons que quelqu'autre paf-
fion que l'amour de la verité les faffe
agir , nous les prions de ne pas trouver mauvais fi nous gardons le filen-
ce, leur proteftant pourtant que nous
parlerons pour embraffer leurs fentimens, s'ils font plus conformes au
bon fens & à la raifon que les nôtres.

DU BAIN
ET DE
LA DOUCHE.

CHAPITRE XII.

SI nous n'avions pas déja fait connoître au public les vertus de nos Bains plusieurs fois, nous aurions peut-être eu un foible scrupule qui nous auroit fait supprimer ce Chapitre, & garder le silence sur la matiere la plus importante de cét Ouvrage, pour ne pas donner la moindre ombre aux esprits malfaits, lesquels quoy qu'assez bien instruits par l'experience de la puissance de nos Bains, ne laisseront pourtant pas d'en décrier le merite, & d'en empoisonner l'éloge que nous en allons

faire, en infinüant tacitement &
malicieufement que nôtre intereft
particulier nous fait parler aujour-
d'huy : mais heureufement nous
nous fommes expliquez fur la portée de ces Eaux en boiffon & en
Bain ou Douche, long-têms avant
que nous y euffions aucun intereft,
ainfi nous voyans à couvert des traits
de l'envie, qui ne nous a jamais re-
tardé d'un momẽt d'aller nôtre train,
pour fatisfaire aux devoirs de la Charité, nous confirmerons ce que nous
avons avancé de nos Bains il y a déja
plufieurs années ; & pour faire connoître que nous ne difons rien de
leur merite, qui ne foit conforme
à la raifon & aux experiences de plufieurs fiécles, nous voulons bien obferver en paffant la foy & l'eftime
que toutes les Nations ont eûës pour
de femblables Bains , qu'ils appel-
loient Bains chauds naturels , ou
Thermes, à la difference des Bains
chauds artificiels qui n'étoient que
de l'eau commune échauffée. Nous

nous arrêterons pas à marquer la
naiſſance de ces Thermes ou Bains
chauds naturels. L'on peut croire
qu'ils ont paru depuis la Creation
du Monde ; car Dieu prévoyant bien
que l'Homme ce chef d'œuvre de
ſes mains , pour lequel il avoit fait
toutes choſes , en ſeroit ingrat , &
prévariqueroit (ſans pourtant que
cette préviſion ou préſcience lui im-
poſât aucune neceſſité de deſobeïr,
ſubſiſtant parfaitement bien avec la
liberté , ſource pourtant de tous nos
maux) & que ſon crime le priveroit
de ce fruit qui devoit perpetuer la
vie naturelle, crea les Eaux Minerales pour ſuppléer à ce fruit , & é-
loigner la mort que ſon peché a attiré dans le monde, en guériſſant les
maladies qui ſont ſes fourrieres, par
ce Remede prêque univerſel dont
luy & ſes premiers deſcendans ſirent
des Lavoirs , dans l'intention peut-
être de recouvrer cette immortalité
depuis peu perduë. Les Hebreux ce
peuple choiſi de Dieu , mais ingrat

H vj

au non plus, se firent des piscines,
comme celle de Siloë, & celle qui
étoit sous le Portique du Temple
de Salomon, dont l'Ecriture nous
fait mention. Ensuite les Scythes,
les Carthaginois, & les Grecs au
rapport de Plutarque, construisirent
des Lavoirs publics, & Homere dans
son Illiade fait l'éloge des Bains pour
les douleurs & lassitudes, faisant mention de ceux qui étoient auprés de
Troyes, Strabon parle de ceux de
Darius qui donnerent de l'admiration à Alexandre son Vainqueur.
Mais s'il y a quelques Peuples ou
quelque Nation qui ait été curieuse
en Bains, l'on peut dire que les Romains qui vouloient toûjours triom-
pher, les ont surpassez aux nombres
& en la magnificence pour lesquels
leur Empereurs n'épargnoient rien,
sçachant que c'étoit le charme & l'a-
morce la plus assûrée du cœur des
peuples, qui n'aiment rien tant que
la vie, qui ne croyoient ne pouvoir
être prolongée que par l'usage des

Bains chauds naturels. Leurs fron-
tifpices au rapport de Vitruve *a* é-
toient ordinairement ornez par deux
Statuës, l'une dediée à Æfculape
qui les avoit délivrez de la pefte, &
l'autre à fa fille Hygeya Déefle de la
Santé, aufquels ils addreffoient leurs
vœux en entrant dans le Bain de
Santé, car ils en avoient pour la vo-
lupté; & c'eft dans ceux-là, où les
hommes & les femmes fe baignoient
enfemble, ce qui donnoit de belles
matieres aux Poëtes de ce têms-là,
témoin Martial; mais cét abus fut
fagement reformé par l'Empereur
Adrien qui fépara les Bains des deux
fexes; & cette Communauté fut ré-
tablie par cét infame Heliogabale,
& même de nuit afin de faire part
aux libertins de fes débauches. L'on
dit auffi de luy qu'il avoit autant de
Bains que de Maîtreffes, & que dés
qu'il s'y étoit baigné une fois feulement, il les faifoit détruire; & fa
molleffe ne luy permettoit pas d'y

a Livre 3.

entrer qu'il n'y eût des onguens &
des parfums en abondance. L'Empereur Severe sépara derechef les
Bains des hommes de ceux des femmes. Non seulement les Empereurs
& les Princes avoient des Bains ri-
chement ornez, mais aussi ceux d'entre le peuple qui avoient quelques
moyens en faisoient faire de magnifiques à l'envie les uns des autres, où
ils n'épargnoient rien. Seneque se
plaint de cette dépense. *a* Mais pourquoy parler de la beauté des Bains
des Etrangers? Nos premiers Gaulois
n'en avoient-t'ils pas aussi, dont la
grandeur & les richesses ne cedoient
en rien à ceux des Romains, nous
en voyons encore de superbes ruï-
nes, monumens assûrez de leur magnificence & de leur ancienne splendeur. Nous avons eû plusieurs de
nos Roys qui ont aimé & frequenté
les Bains, entr'autres Charlemagne
& Henry III. celui-cy les Bains de
Bourbon Lancy, & celuy-là les Bains

a Dans ses Epitres.

appellez (*Aquis Granum*) qui font en Flandres, où cét Empereur fe plaifoit de fe laver & baigner fouvent. Et Hypocrates & Galien que nous devons plus confulter que tous autres, s'en fervoient pour eux & pour leurs malades ; Hypocrate en a marqué les circonftances & les termes ; & *Galien* fon truchement les recommande en bien des endroits de fes Ecrits. *a* Il fait mention d'un certain Medecin Antiochus qui vêcut tres-long-têms avec une grande vigueur de côrs & une fermeté d'efprit furprenante par l'ufage des Bains. Il parle des logemens qui y étoient deftinez pour les prendre.

Nous ne finirions pas encore fi nous voulions rapporter icy la moindre partie de ce que les Auteurs nous difent des Bains : Mais c'eft affez pour faire voir que l'on s'en fervoit autrefois plus hardiment que nous ne faifons aujourd'huy. Il y a encore

a 10. *de fa Method.* 9. *des fimples Medic.* & *au Livre de la confervation de la fanté.*

des lieux où l'on est plus hardy que
nous ne sommes à Vichy, comme à
Balaruc où les Bains sont encore plus
forts que les nôtres, il moüillent la
tête, ce qui se faisoit au têms de Galien; *a* & ce que nous ferons peut-
être un jour pour ceux qui seront
menacez ou qui auront eû quelques
touches d'apoplexie, ou autre maladie causée par l'intemperie froide
du cerveau. Si les Bains en general
ont été si frequentez de tout têms,
il y a apparence que les nôtres ne
sont pas frequentez d'aujourd'huy,
Messieurs Banc & Aubry que nous
avons citez cy-devant, ont eû cette
pensée avant nous, fondée sur la
grande abondance des sources, &
sur la beauté & commodité de la si-
tuation de Vichy, qu'ils disent avoir
été autrefois fort riche; & Monsieur
Banc en particulier remarque que ce
lieu est le seul en France où l'on
trouve tout à soûhait, & qu'il ne
faut pas aller chercher ailleurs ce

a Au 4. Liv. de la conservation de la Santé.

que l'on ne trouve pas à Vichy, y ayant des Eaux pour boire & pour se baigner en même têms : Grace (dit-il) qui ne se trouve aux autres endroits du Royaume, si ce n'est à Balaruc, & quelquefois à Bourbon Lancy, aux Bains duquel lieu il dit les nôtres être entierement semblables en vertu, c'est ainsi qu'il parle. *a* Nous n'entrerons pas dans le détail des maladies pour lesquelles ceux-cy seroient favorables, nous citerons seulement les plus connuës & les plus ordinaires pour lesquelles l'on s'en sert toûjours avec succez. Ils guérissent les tumeurs causées par des humeurs froides, qu'elles soient faites par fluxion ou par congestion, les rhumatismes, les sciatiques, les gouttes froides naissantes cedent infailliblement à ces Bains qui rarefient & subtilisent les humeurs que les acides avoient congelées, & les fait transpirer, ils sont propres aux tu-

a Aux 18. & 21. *Chap. du* 3. *Livre des Bains & Eaux Minerales de France.*

meurs œdemateuſes des jambes ,
comme dans la cachexie & leûco-
phlegmatie ; c'eſt pour cette ſorte
d'hydropiſie que Galien *a* ordonne
les Bains d'Eau nitreuſe. Ils fortifient le cerveau & le genre nerveux,
préſervent de l'apoplexie, en faiſant
tranſpirer les humeurs froides ; ils
guériſſent les paralyſies qui ſucce-
dent aux apoplexies & aux catharres,
mais pour la paralyſie qui ſuccede aux
coliques de Poictou, la boiſſon y eſt
plus favorable que le Bain ; la raiſon
eſt que la ſource de l'humeur qui la
cauſe eſt ordinairement retenuë dans
la duplicature du meſentere , d'où
elle ſe communique à l'épine du dos,
& ces Eaux levent les obſtructions
qui empêchoient l'écoulement des
humeurs âcres , qui étant libres ſe
précipitent par les ſelles. Cecy eſt ſi
familier que de dix malades il n'y en
a pas un qui ne s'en aille guery, ou
grandement ſoulagé, pourvû que le
mal ne ſoit pas habitüel. Ces Bains

a Livre des ſimples Medicamens.

remediér aux intemperies froides de
la matrice & de ses ligamens, à leurs
foiblesses & relâchemens ; y a-t'il
Remede plus assûré pour les fleurs
blanches ? ils guérissent les tremblemens des membres, & mouvemens
convulsifs, ils décrassent le cuir, favorisent par ce moyen la transpira-
tion, donne issuë aux matieres fu-
ligineuses retenuës sous l'épiderme.
Ils sont bons aux maladies melan-
coliques, aux suppressions des mois,
aux cachexies & leûphlegmaties,
pour par les sùeurs faire transpirer les
principes des coagulations du sang,
le rendre fluïde, & luy redonner son
mouvement. Nous avons de tres-
frequentes Experiences qu'ils emportent les vices du cuir, du moins
la galle, la gratelle, les démangeai-
sons, les dartres farineuses, sans in-
teresser les parties internes, qui pourtant doivent être lavées & préparées
par la Boisson qui doit toûjours préceder.

Paul Æginette se servoit ordinaire-

ment des Bains d'Eau nitreuse pour
toutes ces maladies qui n'ont toutes
qu'une même cause, different seulement par les degrez de malignité;
on s'en sert avec succez pour les tumeurs scrophuleuses exterieures, encore mieux des bouës en forme de
cataplâme. En un mot l'on pourroit
se servir de ces Bains en plusieurs autres maladies, ainsi que d'autres Mé-
decins ont observé avant nous. Nous
devons pourtant rendre cette justice à ces Bains , puisque l'on ne les
connoît pas assez, & faire voir plai-
nement & sans passion qu'ils sont les
meilleurs qui soient en France, mais
il faut qu'ils soient soûtenus de la
boisson ; & crainte que cecy ne passe
pour paradoxe, nous choisirons deux
raisons entre bien d'autres.

La premiere, c'est qu'on s'en sert
depuis long-têms, ce qui confirme
leur bonté; car il n'est pas possible
qu'on ne s'en fût rebuté, s'ils n'a-
voient pas répondu aux esperances
des malades. L'autre raison est que

l'on ne peut nier que les maladies
externes, comme tumeurs froides,
œdemateuses, sciatiques, rhumatif-
mes, gouttes, paralyfies, & plufieurs
autres pour lefquelles on a ordinairement recours aux Bains, n'ayent
deux caufes, l'une antecedente qui
eft le vice & le dereglement des
parties internes, & l'autre conjointe.
L'antecedente doit être confiderée
comme la fource de celle-cy; cela
pofé il faut convenir que quoy qu'il
y aye des Bains qui étans plus violens
emportent plus promtement la caufe conjointe; mais qu'arrive-t'il?
c'eft que les malades fe penfans guéris, peu de têms aprés font plus incommodez. La raifon eft, qu'on a
puifé feulement le ruiffeau ou la
caufe conjointe, mais qu'on n'a pas
tari la fource ou caufe antecedente
qui fournit toûjours : car pour y
réuffir il faut des Eaux purgatives
telles que font les nôtres, pour aller
jufqu'à la fource du mal, & vuider
les impuretez des premieres voyes

qui font les magafins d'où naiffent
toutes les maladies tant internes qu'
externes, comme de leur caufe antecedente. Aprés cela n'avons-nous
pas eu raifon de dire qu'ils ne cedent
en rien aux autres de ce Royaume
foûtenus de la boiffon, puifqu'aprés
avoir emporté la caufe anteccdente
des maladies par la boiffon, il eft facile d'enlever la conjointe, qui
d'elle-même à la faveur de la chaleur
naturelle reveillée par les Bains fe
diffiperoit aifément. Mr Banc avoit
bien raifon de dire il y a prés de cent
années, qu'il ne falloit pas changer
de lieux pour boire & pour fe baigner, que les Bains pour falutaires
qu'ils foient, ne font prêque jamais
rien, fi les impuretez du bas ventre
ne font vuidées. Cela eft bien reconnu par tous Meffieurs les Medecins
qui pratiquent les Bains de ce Royaume, dont l'Eau en boiffon ne purge
pas ; car fagement ils donnent des
Remedes forts & violens, pour avec
leurs Eaux vuider les parties internes

dans les reduits defquels ils fçavent comme nous que les impuretez font cantonnées. L'Antimoine déguifé & préparé tantôt en infufion avec le fenné, tantôt en fubftance comme le foye & le verre d'Antimoine, poudre d'Algarot ou Mercure de vie, les Syrops émetiques, le tartre émetique & les Pillules gommées, font les Remedes ordinaires dont ils animent les langueurs de leurs Eaux. Ce n'eft pas que nous voulions nous ériger en Cenfeur de la conduite de ces Meffieurs, dont le fçavoir eft au deffus du nôtre, & dont nous honorons le merite, nous ne prétendons pas condamner l'ufage de ces Remedes entre des mains fi fages, & dont fe fervent aujourd'hui tant de grands hommes; Nous voulons feulement faire connoître que nous n'avons pas befoin du fecours de ces Remedes, dont les effets ne répondent pas toûjours à la pruden-ce de ceux qui les ordonnent; Nous nous fervons jamais ny avant ny

aprés la boisson que de Remedes
doux & benins, rarement de Senné,
& prêque jamais de forts éleciuaires.
Avant que de finir ce Chapitre, il
faut observer qu'il y a de deux ma-
nieres de prendre le Bain, l'une à la
source dans la Maison du Roy, &
l'autre dans les Maisons particulieres : celle-cy est d'Eau temperée, &
l'autre de toute la force de l'Eau,
on se sert de l'une & de l'autre maniere, suivant les indications des
maladies, les Bains temperez sont
propres pour les maladies legeres,
mais pour les grandes & les rebel-
les, il faut les Bains à la source où
l'Eau est justement de la tempera-
ture qu'il faut pour un Bain ; Aussi
nous avertissons tous ceux qui seront assez malheureux pour en avoir
besoin, qu'ils trouveront à l'avenir
toutes choses necessaires pour favoriser le succez de ce Remede, dont
les effets sont si admirables, qu'il
semble que nos Bains soient des
Bains mysterieux, ou une autre Pis-
cine

cine Probatique, à la difference seulement qu'il n'est pas besoin d'un
Ange pour en troubler l'Eau, si ce
n'est d'un Medecin qui est comme
un Ange visible & Tutelaire de la
Santé, qui doit regler le têms & les
circonstances que l'on doit observer
aux Bains,

TOUCHANT

LE TRANSPORT

DE CES EAUX.

CHAPITRE XIII.

ONSIEUR Chapelain
premier Medecin du Roi
François I. fit une sage
réponse, & digne d'un
aussi grande Politique,
qu'il étoit à Monsieur Paré, premier Chirurgien de ce Prince, lors

I

qu'il luy proposa d'écrire contre
l'abus de la corne de Licorne. Il luy
dit que ceux qui pendant leur vie
vouloient s'opposer aux Coûtumes,
étoient semblables à ces Oiseaux no-
cturnes, qui paroissans de jour, sont
en butte aux autres Oiseaux. Il faut
que nous soyons autant Partisans de
la verité, que nous sommes pour ne
pas apprehender un semblable trai-
tement dans le monde, lorsque nous
entreprenons d'écrire contre la coûtume, ou plûtôt contre l'abus qui s'est
introduit de trâsporter ces Eaux; car
outre que nous nous privons d'un
droit qui nous revient de ce Tranfport comme Maîtres des Fontaines,
nous sommes assurez que nous nous
attirons à dos un tres-grand nombre
de Personnes considerables qui le
favorisent, & que toutes les raisons
que nous allons déduire, quoy que
démonstratives ne feront pas grand
effet : Nous convaincrons leurs esprits, mais nous ne les gagnerons
pas ; n'importe pourtant, il faut toû-

jours faire nôtre devoir, & décla-
mer contre cét abus, profitera qui
voudra de nôtre Avertissement. S'il
est vray, comme il n'en faut pas
douter, que tous les composez se
détruisent peu à peu par le combat
mutüel de leurs principes, & qu'ils
tâchent sans interruption de resoudre une communauté qu'ils n'ont
contractée que par la loy generale de
la nature ; il est encore plus vrai que
ces mêmes principes se separent & se
détruisent du moment qu'ils sont en
pouvoir, sans esperance de se réjoindre. C'est ce qui arrive en ce rencontre, parce que le feu & l'eau sont
les deux grands separans de la Nature, lors qu'ils agissent en même
têms & sur un même sujet; & quoy
qu'ils soient contraires & opposez
en apparence, il semble pourtant
qu'ils s'accordent fort bien pour la
détruction; car le feu favorise l'action de l'eau, & l'eau celle du feu.
Or le feu & l'eau agissans sur le nitre
de ces Eaux, le fondent & le dis-

folvent d'une diffolution parfaite,
& fes principes ainfi defunis fe fepa-
rent à la premiere occafion ; mais
fi la chofe eft de cette maniere, comme le bon fens & l'experience l'au-
torifent, ces Eaux (de bonne foy)
doivent-elles & peuvent-elles être
bûës ailleurs que fur leurs fources ;
& pour mettre cette propofition
dans fon jour, il faut fçavoir que ce
n'eft pas la chaleur feule à laquelle
font dûs les effets de ces Eaux; comme le penfent ceux qui les font ré-
chauffer ; & quand cela feroit, l'Art
(quoy que Singe de la Nature) n'eft
pas capable de leur redonner le degré de chaleur qu'une main plus fage leur avoit communiquée. Ce
n'eft pas non plus l'Alcaly fixe du
Mineral qui fait tout : mais ce font
la chaleur, le fel fixe, & les efprits
mercuriaux, ou l'Alcaly volatil unis
& confufément mêlez dans le côrs
de l'Eau, aufquels on peut attribuer
ces effets. Les efprits par leur prefence & mouvement perpetuel fufpen-

dent & tiennent les autres principes
confusément mêlez dans l'Eau, à laquelle ils servent de vehicule pour la
porter où elle est necessaire ; mais cõme ces esprits s'évaporẽt & s'exhalent
hors de la source, les autres principes
se separẽt & se précipitent, d'où vient
que l'on trouve au fond des vaisseaux
la terre du mineral & le sel fixe, qui
pourtant quelquefois s'insinuë &
s'infiltre dans les pôres de certains
vaisseaux, dont ils dissolvent la substance, & tirent la teinture, d'où
s'ensuit la corruption & pourriture
de ces Eaux qui se trouvent puantes, & d'une odeur marécageuse ; &
que l'on bouche autant bien que l'on
pourra les bouteilles, quand on les
boucheroit hermetiquement, on
n'empêcheroit pas ces esprits subtils
& penetrans d'abandonner l'Eau,
parce que le verre, comme les autres
côrs a ses pôres, qui quoy que petits, sont pourtant assez ouverts pour
favoriser la sortie de ces atômes im-
perceptibles, cela n'est que trop fa-

milier & fenfible, car fi la pluye ou
quelqu'autre injure de l'air empêchent nos bûveurs d'aller boire leurs
Eaux fur les Fontaines, fans doute
ils n'y font pas fi bien purgez. Nous
avons à la verité fait tranfporter de
ces Eaux du lieu des Bains à la Ville
qui n'en eft éloignée que d'une petite portée de moufquet, & nous les
avons laiffées repofer un moment
pour donner le têms à la chaleur actuelle de fe rallentir, & à fes efprits
de s'évaporer en partie, & nous le
ferons encore plus que d'une fois fi
Dieu nous donne la vie encore quelques années, & que l'occafion s'en
prefente, ce qui eft tres-rare, mais
cela ne doit pas conclûre pour le
Tranfport éloigné; car ces Eaux ne
perdent pas toute leur chaleur, &
leurs efprits ne s'évaporent pas entierement; ainfi elles ne fe peuvent
pas corrompre en fi peu de têms: &
fans faire miftere de nôtre conduite
nous voulons bien dire que nous
n'avons fait cela qu'en faveur de

quelques temperamens vifs, dans
lefquels la raifon nous défendoit de
hazarder d'abord fans fõder les guez
deux puiffans alcalys, & une chaleur
actuelle fi forte, crainte d'exiter une
trop grande fermentation, & ceux
qui comme nous uferont de cette
maniere, en loüeront l'invention, &
n'auront rien à fe reprocher, car ils
feront les maîtres d'augmenter lorfque la nature du Malade fera déja
faite & accoûtumée à l'ufage de ces
Eaux; Que fi ces Eaux ainfi tranf-
portées perdent tant de leur action
pour fi peu de têms qu'elles font hors
de leurs fources, de quelle utilité
ou de quelles vertus peuvent-elles
être à ceux qui les boivent un mois
ou deux aprés qu'elles ont été puifées? Nous fçavons par de triftes
experiences, que de pauvres Reli-
gieufes du Voifinage, qui n'ont
pas la liberté ny les moyens de
fortir de leur Cloître, ayant ufé de
ces Eaux puifées feulement de deux
ou trois jours, ont été beaucoup

plus malades aprés leur boisson, qu'elles ont été contraintes de quitter, parce que ces Eaux ne passoient pas, elles leur chargeoient l'estomac, & leur causoient des étouffemens & des enflûres de jambes; Que si elles se portent un peu loin dans les côrs, elles y croupissent, & ne peuvent sortir du lieu où elles se trouvent qu'à force de remedes violens. Il se peut pourtant que quelques personnes qui en ont bû plusieurs fois sur les lieux, la nature y étant faite, s'en soient bien trouvées; mais d'un effet particulier on ne doit pas tirer, comme on fait, une consequence generale: Ce qui est encore de moins supportable, & que nous ne pouvons souffrir, & qui ne devroit jamais être autorisé d'un Medecin, du moins c'est de les transporter dans des tonneaux ou vaisseaux de bois de chêne; en verité il faut avoüer que l'esprit de l'homme a bien de méchans endroits, car peut-on esperer sans préoccupation que ces Eaux se conservent dans de semblables vaisseaux; ne sçait-on pas que le chêne & prêque tous les bois sont extrêmement poreux & dissolubles? Aprés cela peut-on attendre que ces sels qui sont extrêmement actifs, & qui percent même les murailles des Bains, ne penetrent pas ces vaisseaux, & qu'ils ne s'insiltreront pas dans les pôres? & que devient l'Eau aprés la perte de son sel? sinon une Eau püante, infectée & limonneuse, parce que ces sels pincent & dissolvent le bois, & en tirent la teinture, comme elles font du cuivre lorsqu'on les y fait évaporer. Enfin nous venons d'aprendre avec consolation qu'on commence icy à se desister de ce Transport par les funestes experiences que l'on en a euës, du moins de celles qui avoient été apportées dans du bois. Il y a lieu d'esperer qu'on en fera de même des bouteilles; jusque là ceux qui voudront être trompez le soient, ce ne sera pas nôtre faute.

I v

DU REGIME
POUR L'USAGE
DES EAUX.

Premierement de ce qu'il faut faire avant la Boisson.

CHAPITRE XIV.

NOUS croirions cét Ouvrage imparfait, si nous ne donnions une Métode reguliere pour user de ces Eaux & de leurs Bains avec succez ; & comme nous ne prétendons pas fatiguer l'esprit de ceux qui nous feront l'honneur de lire ce discours, nous n'agiterons pas icy un grand nombre de questions problematiques, qui sont autant de procez à pointez, dont la pratique des Auteurs qui ont écrit des Eaux Minerales est surchargée ; si quelqu'un est curieux de leur sentiment, on pourra les consulter dans leurs Ouvrages, où l'on verra beaucoup de questions agitées, mais peu de décidées, particulierement dans Baccius, dans Falloppe, dans Andernac. Libavius Oribaze, Solenander & autres semblables, dont Sebisius a été fidele à rapporter les opinions; Nous avons seulement l'intention de donner quelques idées generales, mais positives de là conduite qu'on doit tenir à peu prés pour l'usage des Eaux, & tout cela fondé sur l'experience que nous avons de leurs vertus & proprietez: nous ne ferons pas le détail des maladies pour lesquelles on en use, puisque nous les avons déja observées; nous ne parlerons pas non plus de certains accidens qui surviennent pendant la Boisson ou les Bains, parce qu'il y a trop de circonstances qui

I vj

en changent la nature en particulier.

Nous fuppofons 1. ce qui eft ab-folument neceffaire, que perfonne ne s'engage témerairement à faire un voyage fur les lieux où font les Eaux, fans confulter leur Medecin ordinaire du lieu de leur demeure; car il ne fuffit pas aux malades de fçavoir fur le rapport de quelques autres, même par le bruit commun que ces Eaux font favorables à bien des maladies; & ce n'eft pas encore affez d'étre certain que tels & telles ont été guéris d'une même maladie, parce qu'il y a bien des circonftances dans une maladie qui ne fe trouvent pas dans une autre. Il faut encore obliger leurs Medecins qui les en-voyent, de marquer par-écrit ce qu'ils ont obfervé en les traitant, tant pour la caufe & accidens des maladies, que pour les remedes dont ils fe font fervis avec fuccez ou non, afin que nous puiffions prendre des mefures juftes pour leur condui-te. Nous difons feulement qu'il

faut vivre le plus regulierement
que l'on pourra quinze ou vingt
jours avant la Boisson , éviter les
exercices violens, soit de côrs, soit
d'esprit, & se rendre sur les lieux à
petites journées, & sur tout ne point
perdre le sommeil pendant le voyage ; étant arrivé il seroit à propos
de se reposer deux ou trois jours
avant que de commencer les remedes ; mais personne n'écoute cette
proposition , qui est pourtant une
des plus à observer. Il faut absolument renoncer à son domestique ,
éloigner tous les soins & inquietu-
des de quelque nature qu'elles
soient ; car rien ne contribuë tant
au succez favorable des Remedes,
que la tranquillité , agir comme si
on n'avoit autre chose à soigner que
sa santé. Nous n'avons rien trouvé
qui soit un plus grand obstacle au
succez de ces Eaux que l'embarras
& le chagrin qui a un empire ab-
solu sur la nature , laquelle occupée
par ses ennemis domestiques , ne

peut favoriser l'action des Eaux ;
l'esprit étant dans ce calme, l'on
peut commencer les remedes qui ne
doivent pas être les mêmes pour
tous les malades ; car il faut que les
uns soient saignez, & les autres
non, suivant le temperament des
malades, & la nature de leurs maux,
& encore l'état auquel ils se trouvent aprés un long voyage qui remuë & altere souvent les humeurs,
quelquefois il faut commencer par
vuider les humeurs des premieres
voyes, & en ce cas il est assez à propos de prendre quelques Lavemens
laxatifs, dont la composition doit
être suivant les forces & l'humeur
dominante, & le lendemain être
purgé avant que de boire. Les purgatifs les moins violens sont ceux
dont il faut se servir, comme le
senné en petite quantité, la manne,
les syrops de roses pâles, de chico-
rée, composé de rhubarbe, les syrops de pomme composé, le rosat
solutif, celuy de fleurs de pêché, la

rhubarbe, la caſſe, les tamarins, mais peu d'électuaires, parce que les Eaux purgent aſſez d'elles-mêmes; Il y a des malades auſquels il faut donner deux ou trois verres d'Eau deux heures aprés la Medecine, ſoit pour réveiller ſon action, ou pour la précipiter, ou même en for-me de boüillon pour conſoler l'eſto-mac: au contraire il y a des rencon-tres où il ne faut point donner d'eau ſur le Purgatif, car ce lavage em-pêche quelquefois les dernieres é-vacuations que feroit le Remede, qui ſont ſouvent des glaires qui viennent les dernieres. Il y a auſſi des occaſions dans leſquelles il faut donner deux ou trois verres d'Eau pendant trois ou quatre jours avant que de purger, afin de diſpoſer les humeurs, les fondre, les rendre plus humides & plus obeïſſantes aux Pur-gatifs qui operent beaucoup mieux, & qui n'échauffent pas tant de cette maniere. Cela doit être obſervé particulierement pour les mélanco-

liques, ce qui réüffit tres-bien, &
difpenfe le malade d'être purgé au
milieu de fa Boiffon. Pour le choix
de l'Eau & pour la quantité, cela
dépend de la nature du mal & de la
conftitution du malade, car il fuffit
quelquefois de boire deux ou trois
verres d'une feule Fontaine, quelquefois il faut les mêler, & en ce
cas il eft toûjours à propos de commencer par celles qui ont le plus
d'action, mais en petite quantité, afin
de fonder les guez. Voilà une partie
à peu prés de ce qu'on doit faire a-
vant la Boiffon, & auffi avant de
prendre les Bains, puifque les Eaux
les doivent toûjours préceder, car
ils ne peuvent guéres fans leur fecours, & la boiffon feule peut guérir
beaucoup de maladies qui femblent
ne devoir ceder qu'aux Bains, parce
que comme nous avons dit ailleurs,
les Eaux emportent la caufe antecedente, qui fomente la conjointe, &
fans laquelle celle-cy ne fubfifteroit
pas long-têms, du moins en bien des

maladies pour lefquelles on a recours
aux Bains. Il eft bon d'obferver à
ceux qui doivent fe baigner, qu'il eft
à propos aprés avoir bû quelque têms
& avoir été purgé une ou deux fois,
d'intermettre la boiffon pour prendre le Bain; parce que peu de gens
font affez robuftes pour refifter aux
évacuations du Bain ou de la Douche, & de la boiffon en un même
jour, & ne fert de rien de dire que
par tout ailleurs l'on boit le matin, &
l'on fe baigne le foir, parce que peut-
être que les Eaux des autres endroits
n'ont qu'un même mouvement, c'eft
à dire qu'on les prenne en Bain, en
Douche ou en Boiffon, elles excitent
toûjours les fueurs, & la nature en
eft moins fatiguée; mais les nôtres
ont differens & prêque contraires
mouvemens, puifque prifes interieu-
rement elles attirent de la circonference au centre, je veux dire qu'elles
pouffent par les felles & par les urines, & rarement par les füeurs &
prifes exterieurement en Bain ou en

Douche, elles attirent du centre à la
circonference; c'est-à-dire, qu'elles
font füer, qui font deux mouvemens
entierement oppofez, & dont la nature ne peut fupporter les fuites fans
en être accablée, ou du moins beaucoup échauffée. L'on peut encore
obferver pour les perfonnes délicates
de leur faire ufer d'eau de veau, de
poulet, dans lefquelles fi on veut on
aura fait boüillir des femences froides, des fleurs de Pavot rouge, des
fleurs de mauve, & des fleurs de vio-
lettes; & ceux qui apprehendent les
boüillons, pourront ufer de fyrops
d'abricots, de grofeilles rouges,
d'eau de fraife, de fyrop violat, de
Pavot, & femblables dans l'Eau de
Fontaine.

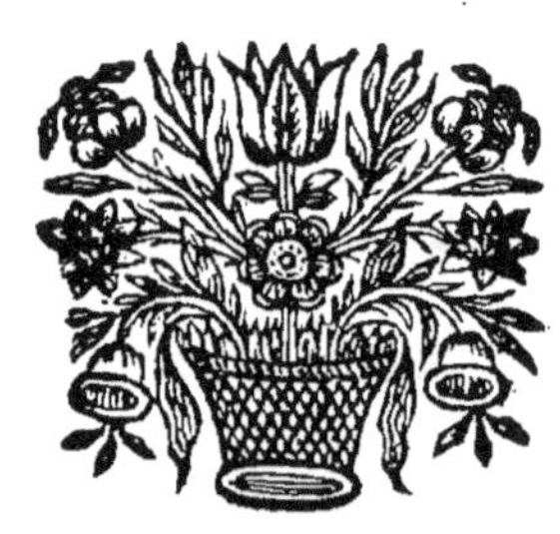

DE CE QU'IL FAUT FAIRE
PENDANT LA BOISSON
DE CES EAUX.

CHAPITRE XV.

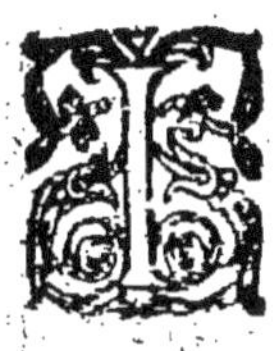L faut boire les Eaux le plus matin que l'on pourra, ce qui se doit regler sur la coûtume des malades, parce que le changement de vie troubleroit beaucoup la nature, & les remedes la fatiguant d'un autre côté elle succomberoit. Par exemple, si on avoit coûtume de se lever à sept ou huit heures, il ne faudroit pas tout d'un coup retrancher de son repos pour boire ces Eaux à quatre ou cinq heures, parce la nature est ennemie des changemens subits; d'ailleurs le sommeil qui répare les

forces, est d'un grand secours pour la guérison des maladies, & ceux qui n'auroient pas dormy suffisamment la matinée, seroient accablez l'aprésdinée de sommeil, ce qu'il faut éviter pardessus toutes choses. Ce n'est pas pourtant que sur la fin du Printêms & au commencement de l'Automne, les chaleurs n'obligent de boire un peu plus matin, notamment ceux qui usent des Eaux chaudes. L'on doit regler l'heure du manger sur celle de la boisson. Par exemple si l'on prend les Eaux à six heures, & qu'on ait finy à sept, il faut prendre un boüillon sans sel deux heures aprés, & dîner aussi deux heures aprés le boüillon, sur l'usage duquel nous avons souvent réflechy, & nous estimons que tous les malades n'en doivent pas user, car les personnes grasses qui abondent en humeurs, & dont l'estomac est fort farcy & enduy de glaires, n'ont pas besoin de boüillons, parce qu'on n'apprehende pas que le mineral ait

trop d'action, qui n'eſt que trop tôt
ralentie dans ces ſortes de côrs; mais
les perſonnes maigres & fort exté-
nüées, dont les fibres de l'eſtomac
ſont découvertes, & qu'on veut auſſi
que les Eaux Minerales déſſéchent
pendant la boiſſon, il eſt fort raiſon-
nable que ces perſonnes délicates
prennent un boüillon. Pour le dîné,
l'on peut boire moitié eau & moitié
vin, peur ceux qui ont accoûtumé
de boire du vin en quantité, manger
des viandes qui ne fatiguent point
l'eſtomac, bannir les ragoûts & la
pâtiſſerie, & plus particulierement
celles où il y a beaucoup de ſucre,
dont on ne doit uſer qu'avec moderation pendant la boiſſon, & pour
corriger quelques fruits dont on peut
manger, mais plûtôt cuits que cruds,
& cela le moins que l'on pourra.
Nous conſeillerions, mais ſagement,
aux malades de manger chex eux,
& non en compagnie, tant parce
qu'il faut être extrêmement libre,
que parce qu'il eſt impoſſible que par

complaisance on ne péche, ou en
quantité ou en qualité des viandes;
& nous avons toûjours experimenté
que les malades qui mangent chez
eux, sont plus satisfaits des Eaux que
les autres, ce qui se trouve plûtôt à
l'égard des Bourgeois, qui vivent
regulierement que les personnes
de qualité, qui prennent souvent les remedes à leur mode, pen-
sant qu'il suffit de boire les Eaux
sans en craindre l'évenement. Nous
sçavons bien par experience que si
ces Eaux ne font point de bien,
qu'elles ne font point de mal, mais
c'est lorsqu'on les prend méthodiquement, comme les autres Remedes les plus innocens; si nous improu-
vons les assemblées pour le manger,
nous les conseillons fort pour le
plaisir & le divertissement pour favoriser les remedes, & s'empêcher
de dormir les aprésdinées, que l'on
peut passer à quelques jeux sans interests, ou du moins ne pas outrer cette recreation qui échauffe plus que

toutes autres, si on jouë ou avec attache ou trop long-têms, les entre-
tiens, les conversations plaisantes ou
il ne faut point avoir l'esprit trop occupé. Pour le soupé il doit être cinq
ou six heures aprés le dîné, mais manger peu. A l'égard de la promenade
qui est fort agreable autour de Vichy;
l'on en peut prendre le plaisir avec
moderation, mais sur tout le soir, car
quoy que l'air soit tres-pur, & qu'il
ne faille point apprehender le se-
rain, l'excez neanmoins est dangereux. La promenade du côté de la
petite riviere de Chisson où il y a de
petites saussayes, est plus sûre que
celle du côté de la riviere d'Allier. Si
pendant la boisson les Eaux sont pa-
resseuses, l'on pourra avoir recours
à quelques lavemens laxatifs; mais
nous avertissons tous les malades par
avance, qu'une des erreurs des plus
pernicieuses c'est celle que l'on croit
que la bonté & le succez des Eaux
Minerales consistent toûjours dans
les grandes évacuations, cela est faux

abſolument, ainſi que nous le ferons
voir cy-aprés par un Chapitre particulier. Il faut prendre garde de ne
pas uſer de l'eau d'une Fontaine, parce qu'un autre en aura pris avec ſuc-
cez, ce qui ne ſe pratique que trop
ſouvent, car les malades ſe conſul-
tans les uns & les autres, prennent
quelquefois des Eaux dont ils ſe
trouvent tres-mal : hé qu'on ſe reſ-
ſouvienne que le mal de l'un eſt toûjours different de celuy de l'autre en
quelque choſe ; & par ainſi il faut ſe
laiſſer conduire à ceux qui en ſçavent
faire la difference. Enfin nous diſons
que tous les malades doivent faire
gras tous les jours ſans ſcrupule, s'ils
n'en ſont empêchez par quelques
vœux de Religion, comme les Char-
treux, auquel cas il ſemble que les
viandes maigres ne leur ſont pas ſi
nuiſibles, parce qu'ils ont contracté
une nature qui eſt accoûtumée à de
ſemblables alimens.

D E

DE CE QU'IL FAUT FAIRE APRE'S LA BOISSON DES EAUX.

CHAPITRE XVI.

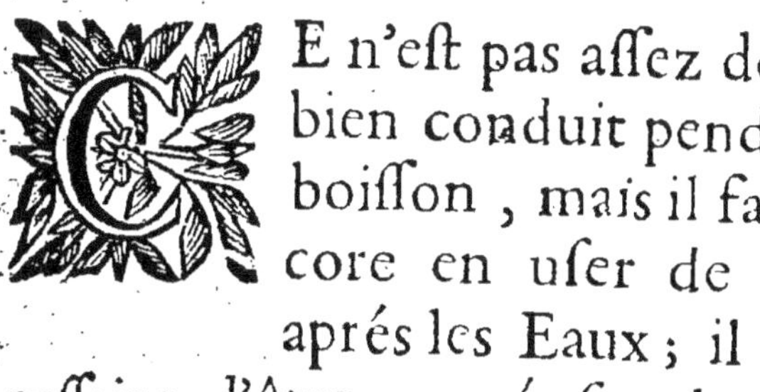

E n'eſt pas aſſez de s'être bien conduit pendant la boiſſon, mais il faut encore en uſer de même aprés les Eaux ; il eſt neceſſaire d'être purgé ſur les lieux ſans retardement ſi faire ſe peut, avec le ſenné, la manne, les ſyreps de fleurs de pêchérs & de roſes pâles, rarement des Diacarthami, Diaphénic, Jalap, mecoacham, & autres Remedes hydragogues de cette nature, qui aprés la boiſſon laiſſent de trop grandes impreſſions de chaleur ; aprés la purgation il eſt bon de ſe

K

repofer un ou deux jours, & puis
fe mettre en chemin, & ne fe point
fatiguer. Il ne fera pas inutil de dire en paffant que l'effet ou plûtôt le
fuccez des Eaux n'eft pas toûjours
prefent, & qu'il ne paroît quelquefois qu'un mois ou fix femaines a-
prés ; mais fi cela eft (comme il n'en
faut pas douter) de tous les Remedes qui vuident, combien à plus forte raifon cela fe doit-il attendre des
Eaux Minerales dont l'action, pour
être fûre doit être lente; ainfi que perfonne ne s'inquiete fi à la fin de ces
Eaux il n'a pas encore tout le foulagement qu'il efperoit ; cela arrive in-
fenfiblement dans les fuites, & pour
y contribuer il faut fe purger plus que
d'une fois, fuivant l'abondance des
humeurs que l'on peut croire que les
Eaux ont fonduës, & ne pas negliger
cét avis que l'Experience & la Pratique nous ont apprife. Les malades
étans de retour chez eux, ils doivent
éviter les chofes qui avoient contribué à leurs infirmitez, il eft de même
des Bains que de la boiffon,

SCAVOIR S'IL EST *absolument necessaire que les Eaux minerales purgent promptement pour guérir toutes les maladies ausquelles nous avons dit qu'elles sont propres.*

CHAPITRE XVII.

OMME toutes les maladies pour lesquelles on a coûtume de venir à ces Eaux, sont des maladies longues & inveterées, entretenuës par la presence de quelques humeurs qui péchent tantôt en quantité, tantôt en qualité, & qui sont comme cantonnées & retranchées le plus souvent dans les reduits des parties naturelles : Il semble d'abord que la raison demande que ces Eaux lavent &

K ij

emportent ces impuretez & leurs vieux levains, & confequemment qu'elles doivent purger promtement pour en avoir plûtôt le foulagement qu'on s'en eft promis : en effet, le moyen qu'un malade foit délivré de fes infirmitez qui font entretenuës par la prefence de ces humeurs é- trangeres, fi les Eaux ne les pouf- fent dehors, foit par les felles, foit par les urines ; car les maux durent toûjours tant que leur caufe eft dans les côrs, & l'effet ne peut ceffer que par la deftruction de fa caufe. C'eft une chofe furprenante que tout le monde donne aveuglément dans ce fens, fans examiner que ce qui femble favorifer, ou plûtôt conclûre que les Eaux doivent promtement pur- ger pour guérir les maladies, deman- de au contraire qu'elles féjournent un têms confiderable plus ou moins pourtant, pour avoir le bien & le fuccez qu'on peut efperer, la preuve eft facile : L'on dit donc, & il eft vray, que toutes les maladies pour

lesquelles on frequente ces Eaux,
sont des maladies longues & inveve-
rées, & on pourroit ajoûter qu'elles
n'ont pû ceder à aucuns Remedes;
cela posé, nous demandons si ces
maladies sont les effets de quelques
humeurs fluides & coulantes? & où
sont ces humeurs? on nous a déja
observé qu'elles sont dans les réplis
des visceres nourriciers ou des autres
partis naturelles, du moins originai-
rement; si ces humeurs étrangeres
sont fluides & coulantes, l'on ne seroit pas reduit aux Eaux Minerales,
dont on n'use qu'à l'extremité, parce
que les remedes ordinaires auroient
pû pousser ces matieres coulantes,
mais soit qu'on boive ces Eaux
pour des maladies entretenuës & fomentées par des humeurs coulantes,
si elles sont dans les premieres voyes
comme dans l'estomac & dans les
les boyaux, à la bonne heure, plûtôt
les Eaux passeront, & plûtôt aussi
elles charriéront quant & elles ces
impuretez sans resistance de leur part.

Mais si ces mêmes humeurs sont dans
ces reduits, comme c'est l'ordinaire,
si ces Eaux passent vîte, ont-elles le
têms, & peuvent-elles aller chercher
ces impuretez qui ne sont point à leur
chemin ? Or si elles ne peuvent pas en
passant, promtemenr, remedier aux
maladies causées par des humeurs qui
obeïroient facilement, peut-t'on esperer de bonne foi qu'elles guérissent
celles dont les causes sont des glaires,
des flégmes recuits, des vieux levains
qui sont colez aux parties , & qui y
sont retenuës par de vieilles obstructions : Par exemple les tentions des
parties du bas ventre, côme du foye,
de la rate, du pancrée , ces tumeurs
qui se formét dans la substance spongieuse des glandes du mesentere, qui
sont souvent scrophuleuses ; peut-on
seulement penser que les Eaux qui
percent par les selles promtement,
puissent rien faire contre ces maladies , comment se pourroit-il faire
qu'elles levassent les obstructions &
opilations de ces parties , si elles n'y

penetrent pas ? & le moyen qu'elles y
penetrent si elles n'y font que passer
promtement ? Mais au contraire, bien
loin que les malades soient soulagez
par ces grandes & promtes évacuations, ils se trouvent fort souvent é-
chauffez, & plus mal qu'ils n'étoient
auparavant : ainsi nous conclüons
qu'il est plus sûr que les Eaux séjour-
nent pendant quelques jours , afin
qu'elles ayent le têms de se porter où
leur presence est necessaire, où le besoin en est pressant, & qu'elles y puissent combattre leur ennemi cét acide retranché, en le mortifiant, le temperant & absorbant, & peu à peu elles lavent & détrempent insensiblement ces coles, ces humeurs glaireuses que les acides avoient fixées &
coagulées, & enfin les poussét tantôt
par les selles , tantôt par les urines ,
par les insensibles transpirations &
autres évacuations ; & par ce moyen
les malades se trouvent toûjours soulagez, & jamais incommodez ; ils ont
le bien des Eaux , & n'en ont pas les

incommoditez; & pour reüſſir infailliblement, il faut boire peu par jour;
voilà à la verité la pierre d'achope-
ment, car perſonne des Etrangers
n'écoutera cette doctrine, qui n'a
pourtant rien dont nous ne ſoyons
garans plus que de tout le reſte de cét
Ouvrage, quoy qu'il y ait bien des
choſes dont les ſens ſont témoins.
Nous nous flattons pourtant qu'il y
aura toûjours en toutes les ſaiſons des
gens d'un bon jugement qui goûte-
ront ces raiſons, auſquelles nous
pourrions encore ajoûter qu'en ceux
qui boivent beaucoup d'eau par jour,
ce n'eſt pas toûjours la vertu des
Eaux qui fait qu'elles paſſent ſi vîte,
mais bien ſouvent elles percent par
leur poid comme un clou chaſſe l'autre, & ce qui eſt de plus à craindre,
c'eſt que l'on ſe jette beaucoup de ſel
dans le côrs, qui ne s'attache pas aux
humeurs étrangeres qui ne ſe rencon-
trent pas d'abord en ſon chemin,
mais s'attache & ſe lie aux fibres de
l'eſtomac & des inteſtins, & échauf-

fent de cette maniere. En un mot qui voudra fe tromper fe trompe , nous avons fait nôtre devoir , chacun y fera les réflections qu'il luy plaira, & on nous fera un tres-grand plaifir de nous tirer de l'erreur fi nous y fommes, car autrement nous ne changerons jamais cette opinion que nous n'avons embraffée qu'aprés plufieurs triftes Experiences , dans lefquelles nous confeffons que nous avons eû un peu de part, pour n'avoir pas tenu affez ferme à cette conduite, & avoir eû un peu trop de complaifance pour les malades qui fe croient gué-dés qu'ils rendent bien leurs eaux, & pour montrer que nous n'avons pris ce party que par raifon & experience. Nous conjurons ceux qui liront ce Chapitre, qu'ils s'y attachent plus qu'à tous autres ; car il eft de tous le plus important.

DE QUELQUES
CURES CONSIDERABLES
DE CES EAUX.

CHAPITRE XVIII.

E Reverend Pere Raphaël Recollect, de la Famille du Convent de Maringues en Auvergne, âgé de quarante ans, eut une Colique bilieuse que l'on peut nommer Colique de Poitou, puifqu'elle dégenera en Paralyfie, qui de particuliere devint generale, & qui de plus en plus fe rendit rebelle à tous les Remedes qui luy furent préfcrits tres-méthodiquement par le Sieur Galot Medecin ordinaire de la Communauté, & enfuite par le Sieur Chabrot celebre Medecin de Clermont en Au-

vergne, l'œconomie de fes parties
naturelles fut tellement troublée par
l'abondance de la bile, qu'il perdit
l'appetit, il ne digéroit point, & ne
pouvant prendre aucun aliment, il
maigrit fi fort que l'épiderme étoit
joint aux os. Il perdit le fommeil
& le repos, ce qui le mit dans une
foibleffe fi grande, qu'il fut fouvent
contraint d'avoir recours aux Remedes fpirituels, Dans cét état languif-
fant & defefperé, il fut confeillé de
venir à Vichy comme au dernier
Remede, où il fut accompagné du
Sieur Balbon habile Chirurgien de
Maringues, de deux de fes Niêces,
& de trois Peres de fon Ordre, dans
la penfée de luy rendre plûtôt les
derniers devoirs dans ce voyage,
que dans l'efperance de le ramener
en fanté. Il arriva à Vichy le fecond
jour de Novembre, qui eft un têms
fort incommode pour l'ufage des
Eaux, nous le vîmes dés qu'il fut
arrivé, à peine luy reftoit-il la figure
d'un homme vivant. Il n'avoit en

K vj

apparence ny sentiment ny mouvement, pas même celuy de la langue,
car il ne pouvoit articuler. Le Chirurgien nous fit l'histoire de sa maladie, nous fimes pour lors un pronostic
qui menaçoit plus de mort, qu'il ne
promettoit de rétablissement; nous
luy permîmes pourtant les Eaux,
suivant le conseil de Celse, qui dit
qu'il vaut mieux hazarder un Remede douteux que de n'en point donner du tout : il bût les Eaux chaudes au sujet de son estomac & de sa
poitrine, mais en vain pendant cinq
jours ; car il ne faisoit aucune évacuation si ce n'est quelque peu par
les urines. Le sixiéme jour le Frere
Luc Apothicaire du Convent des
Recollects de Mont-ferrand, arriva
à Vichy pour le voir, & l'ayant trouvé en cét état, voyant que les Remedes n'étoient point aidez par la
nature, il pensa plûtôt à aller demander une place aux Capucins pour
l'enterrer (car il croyoit comme
nous qu'il ne pourroit passer la nuit)

que de luy faire continüer la boisson.
Neanmoins comme ce Frere Apoti-
caire, dont le merite est assez connu dans l'Auvergne, pour être un
des bons Artistes qui soit dans le
Royaume, avoit apporté de son Sel
Polychreste, que l'on peut dire assû-
rément avoir quelquel chose de particulier, & égaler en merite celuy du
Sieur Seignette de la Rochelle: nous
convinmes de luy en donner une
demy drachme dans une teinture de
deux drachmes de Senné, s'il étoit
en vie le lendemain, ce que nous
fîmes, mais avec un tel succez, qu'il
se fit une décharge de plus de six pin-
tes d'eau mêlée, avec une bile jaune
& porracée sur la fin : cette évacuation faite, le malade commença à
mieux respirer, le lendemain il bût
huit verres d'Eau, & dans le premier
nous lui mîmes encore un peu de Sel
Polichreste qui n'étoit point suspect
pour l'estomac, les Eaux passerent
tres-bien ; il continüa l'usage de ce
Polichreste, deux ou trois jours en-

core de la même maniere, ce qui
favorisa fort le passage des Eaux. Le
dixiéme de la boisson il commença
à articuler, & dit qu'il trouvoit du
goût à ses boüillons. Ce fut assez
pour luy en permettre l'usage plus
frequemment, jusques au quinziéme
jour de la boisson que nous fûmes
contraints de luy permettre l'usage
des alimens solides, tellement l'appetit le pressoit, à quoy nous con-
sentimes facilement, parce que ses
déjections sur la fin n'étoient plus
teintes de bile. Enfin aprés dix-huit
jours de boisson le malade & la compagnie nous engagerent à manger
avec eux, ce que nous fîmes avec
plaisir : le malade se fit porter proche
la table, & mangea avec le secours
d'un Frere qui luy mettoit les viandes à la bouche ; son appetit étoit si
devorant qu'il ne pouvoit se rassa-
sier, mais on ne luy accordoit pas
tout ce qu'il auroit pû manger,
crainte de fatiguer son estomac. La
nourriture luy fut si favorable,

qu'ayant pris un peu de force en si
peu de têms, nous luy avons vû re-
müer les bras & les jambes avant
partir de Vichy. Il nous sembloit en
ce têms-là comme à sa compagnie,
& à luy-même, que c'étoit un en-
chantement de le voir parler & fournir à la conversation qui étoit prêque toûjours de ses maux passez.
Dans cét état il partit de Vichy contre sa volonté : car il semble qu'il
avoit un présentiment de ce qui luy
arriva deux mois aprés, puisqu'il ré-
chût au commencement du mois de
Janvier suivant, au sujet du mauvais têms. Il ne hésita pas à se faire
conduire à Vichy, où étant arrivé,
il nous pressa de luy faire des Remedes que nous luy fîmes aussi sans
retardement : il bût aprés un Lavement & une petite ptisanne. Il n'eut
pas bû quatre jours, qu'il étoit prêque remis, nonobstant le grand
froid qui l'obligea de boire les Eaux
dans le lit. Il continüa la boisson
quinze jours, & s'en retourna chez

luy encore mieux que la premiere
fois, car il marcha dans sa chambre
avant son départ , soûtenu par un
Frere seulement. Nous ne sçavons
pas s'il restoit un levain dans les reduits de ses parties nourricieres , ou
bien si le mauvais air de son Convent
qui est situé proche d'un marais, le
fit retomber malade , mais il ne le
fut pas moins à la fin de Mars ; il revint encore à Vichy pour la troisiéme
fois, il bût & se remit si bien , qu'il
vint de son pied nous dire Adieu
avant son départ ; mais comme il restoit une foiblesse dans ses bras &
dans ses jambes , il revint au commencement de May qui est la belle
saison pour les Bains & pour les Eaux,
il bût encore quinze jours , & prit
cinq ou six Bains, & depuis ce têms-
là, il s'est toûjours bien porté, & fut
six mois aprés à un Chapitre de leur
Ordre qui se tenoit à Lyon ; nous
l'avons vû depuis à Vichy deux ou
trois fois boire des Eaux pour con-
server toûjours sa santé : il marche

auſſi ferme comme ſi jamais il n'avoit
été incommodé. Il ne ſera peut-être
pas inutil de rapporter icy ce qu'il
nous a dit luy être arrivé dans Vichy même, il y a environ deux ou
trois années, à raiſon de l'hiſtoire de
ſa maladie. Il nous a afſûré que Madame de Belinzany de cette Ville de
Paris, étant à ces Eaux, & lui étant
allé demander l'aumône, un laquais
avertit cette Dame que c'étoit un
Recollect qui demandoit la charité.
Cette Dame étant ſur la lecture de
ſa maladie, avec quelques autres
Dames de conſideration, ſans penſer que ce fût luy dont l'hiſtoire par-
loit, le fit entrer pour ſçavoir s'il
connoîtroit un Pere Raphaël de ſon
Ordre, il luy répondit qu'il en connoiſſoit pluſieurs, elle luy demanda
s'il connoiſſoit celuy dont nous par-
lions, il luy répondit qu'il devoit le
connoître puiſque c'étoit luy-même,
ces Dames ne manquerent pas de
luy faire pluſieurs queſtions ſur le
fait avancé, il leur afſûra qu'il avoit

été plus mal que nous n'avions marqué, & qu'il se sentit mieux que nous qui n'en avions rapporté que ce que nos yeux & nôtre raison avoient pû faire connoître.

Monsieur de la Roze Avocat au Parlement, demeurant à Moulins, âgé de vingt-neuf ans, eut quelques accez de siévre tierce, ensuite double tierce, qui se terminoit par une colique : il fut souvent purgé & saigné ; mais la siévre se rendit un peu opiniâtre, & ne cedoit aucunement aux Remedes ; elle le quittoit neanmoins pour quelques jours, & pendant cette intermission il étoit travaillé d'une Colique la plus violente que l'on puisse s'imaginer, cecy est assez particulier. La Colique cessant la siéure le reprenoit, & la siévre ne se terminoit que par la Colique : ce petit jeu dura prés de deux mois. Les Remedes ordinaires ne faisans aucun effet, on luy conseilla les Eaux Minerales les plus voisines où il fut, & bût prés d'un mois : il prit deux ou

trois fois de l'Antimoine , tant en
infusion qu'en substance ; mais les
Eaux ne passans prêque point , &
son mal augmentant, il se retira à sa
Maison de campagne pour prendre
l'air, & ce fut en vain ; & retournant
à Moulins on luy vouloit persuader
de se mettre entre les mains d'un
Empirique, qui regnoit dans cette
Ville, ce qu'il étoit resolu de faire;
mais heureusemét pour lûy une sœur
de Mad^{elle} sa femme, luy proposa les
Eaux de Vichy, dont elle avoit usé
favorablement il y avoit peu de
téms. Il resolut de s'y faire conduire, Mademoiselle sa femme l'y ac-
compagna. Etant arrivé il nous en-
voya querir , son nom & sa personne
nous étans connus , cela nous obligea de nous y rendre promtement :
nous le trouvâmes sur un lit dans son
logis, mais dans une grande agita-
tion, avec des douleurs de reins fort
violentes, accompagnées de fiévre,
à peine pût-t'il nous faire l'histoire
de sa maladie ; Cependant sur le peu

qu'il nous en dit, nous jugeâmes par
ſa douleur & grande chaleur de reins
qu'il s'étoit fait un tranſport d'une
partie de l'humeur ſur l'épine du dos,
ce qui le menaçoit d'une prochaine
Paralyſie; & en effet en l'interrogeant
nous découvrîmes que dépuis ſa
douleur de reins il avoit des ſtupeurs
aux bras, & des foibleſſes : nous le
raſſûrâmes, & luy fimes eſperer du
ſoulagement par l'experience frequente que nous avions de ſemblables maladies emportées par nos
Eaux; nous nous contentâmes le ſoir
de luy faire prendre un Lavement
laxatif, dans la reſolution de luy faire prendre des Eaux le lendemain
ſans le purger, parce qu'il n'y avoit
que trois jours qu'il avoit pris du vin
émetique dans une teinture de Senné; mais le lendemain nous trouvâmes le malade ſi épuiſé & ſi fatigué,
tant par la fiévre que par les inquié-
tudes continüelles qui l'avoient em-
pêché de dormir, que nous ne pûmes nous reſoudre de luy permettre

de boire; neanmoins comme il fentoit un grand feu dans les entrailles,
& qu'il fouffroit une foif immode-
rée , nous luy fîmes prendre deux
verres des Eaux des Fontaines Gargniez pour temperer cette ardeur,
ce qui reüffit heureufement , & firent plus que nous n'efperions; car
comme le Lavement avoit fort dé-
gagé les gros inteftins , ces deux
verrées d'Eau luy firent faire une
felle copieufe de bile jaune , cela
luy donna une telle joye, qu'il fem-
bloit que ces maux étoient charmez;
& dans l'impatience de guérir il
vouloit boire à une heure induë. La
partie pourtant fut remife au lendemain matin, que nous luy fimes boire
huit verres d'Eau, nonobftant la fiévre, qui à la verité ne nous paroif-
foit qu'une fuite de fes grandes douleurs de reins. Il prit les Eaux à fept
heures, & à huit il les avoit renduës,
mais toutes teintes de bile. Il fe
trouva foulagé le premier jonr, le
fuiyant il bût dix verrées avec au-

tant de fuccez. Le troifiéme il prit une Ptifanne laxative, & bût quatre verrées d'Eau deux heures aprés, & continüa la boiffon encore 8. jours; & avant que de finir il étoit entie-rement guéry, & ne fe reffouvenoit de fes maux que pour fe feliciter luy-même de fon bon-heur prefent, & depuis n'a eû aucune alteration dans fa fanté. Nous voulons ajoûter à ces deux cures une troifiéme en faveur des Bains, qui eft affez con-fiderable.

Madame Guillermet âgée environ de vingt-deux ans, fort graffe de fon temperament; le mois de Juillet 1672. fut attaquée d'une apoplexie, laquelle dégenera en Paralyfie des bras & des jambes, aprés avoir été fuffifamment purgée bût des Eaux chaudes, elle fe baigna à la fource de nos Bains, & le deuxiéme Bain elle fut entierement guérie : mais manque d'évacuation frequente, fes mois étans fupprimez, elle eut encore des attaques au mois de Jan-

vier 1678. La premiere attaque luy
laiſſa ſeulement un bras paralytique.
Nous luy voulûmes faire prendre du
vin émetique, mais commé ce Remede n'eſt pas en uſage dans Vichy,
ſes parens n'y voulurent point con-
ſentir : les autres Remedes trop le-
gers ne la pûrent garentir de trois
autres attaques, chacune deſquelles
luy laiſſa des marques de ſa venuë,
car elle ſe trouva ſans mouvement,
ſans ſentiment de bras ny de jambes;
ſa langue même étoit liée, ce qu'elle
meritoit bien, car jamais malade n'a
été ſi rebelle aux Remedes : auſſi
pluſieurs fois l'avions-nous aban-
donnée, & nous ne l'aurions jamais
viſitée, ſi la charité ne nous y avoit
obligez. Nous nous accõmodâmes le
plus que nous pûmes à ſa volõté pour
le choix des remedes ordinaires, dont
le ſoulagement qu'elle en reçût fut
la liberté de la langue; elle demeura
ſans mouvement de bras & de jambes, juſques au mois d'Avril ſuivant,
auquel têms il fallut ſe reſoudre à

prendre encore des Eaux & des
Bains, afin de se mettre en état de
soulager son mary qui étoit un Hôte
du lieu : la boisson & les Eaux la re-
mirent entierement en douze ou
quinze jours, elle passa le mois de
May & le mois de Juin sans attaque;
l'usage des fruits & de la patisserie
qu'on ne luy a pû empêcher, luy
causerent une attaque au mois
d'Août 1678. qui luy laissa le bras
droit sans mouvement ny sentiment:
elle se tira encore de là avant le mois
de Septembre : plusieurs personnes
de qualité l'ont vûë souvent paralytique, & peu de jours aprés guérie
parfaitement: elle est presentement
en fort bonne santé, dans le meilleur
enbonpoint du monde. Nous n'a-
vons point observé l'origine des frequentes attaques, parce qu'il étoit
facile de juger qu'elles étoient causées par le vice des parties basses,
ainsi que les Remedes dont elle a
usé nous le persuadent; car il n'y a
que les Purgatifs qui l'ayent soula-
gée:

gée : ce n'est pas que nous l'avons fait saigner quelquefois aux bras & aux pieds, au sujet de sa suppression de mois.

Nôtre dessein en commençant cét Ouvrage, n'étoit pas de citer aucune cure de ces Eaux, parce qu'elles sont trop frequentes pour en douter; ayant neanmoins fait réflexion que les Exemples persuadent beaucoup mieux que les paroles, nous voulons bien en citer encore quelques-unes pour satisfaire les Curieux.

Une Dame Religieuse, Abbesse d'un Monastere en Dauphiné, âgée d'environ trente années, de temperament pituiteux, ayant negligé assez long-têms une pesanteur d'estomac, soit par la répugnance qu'elle avoit pour les Remedes, soit aussi parce qu'elle vouloit souffrir avec patience, fut travaillée d'une indigestion & dégoût universel, & si elle mangeoit, elle vomissoit tout ce qu'elle prenoit, excepté les pruneaux aigres. Enfin l'œconomie de son

L

estomac fut tellement troublée, qu'il
ne faisoit plus ses fonctions. Ce fut
dans cét état pitoyable qu'elle fût
contrainte de se plaindre, & de se
relâcher de l'austerité de sa Regle ;
les plus fameux Medecins de la Province furent consultez, & aprés plusieurs Remedes le mal augmentant,
elle fut conseillée de venir à Vichy,
à quoy elle répugna fort, parce
qu'elle ne pouvoit se resoudre de
quitter son Monastere. Cependant
elle fit un sacrifice de sa volonté
pour suivre celle de ses Medecins,
& arriva à Vichy, mais plus malade
qu'elle n'étoit partie de chez elle ;
car sa face, ses bras & ses jambes furent attaquées de convulsions. Il ne
sera pas inutil de rechercher les causes de tous ces fâcheux accidens, &
cela pourra consoler les personnes
qui auront les mêmes infirmitez. La
premiere indisposition fut (comme
nous avons observé) une pesanteur
d'estomac , laquelle apparemment
étoit la suite d'une supression & re-

tenuë d'une partie de ces humeurs
fuperfluës que la Nature a coûtume
de vuider tous les mois dans les perfonnes de fon fexe, par le genre de
vie de la malade qui produifoit beaucoup d'humeurs, & ne faifoit aucun
exercice pour les diffiper, & ne vuidant pas fuffifamment, il fe faifoit un
reflux aux parties naturelles, particulierement dans l'eftomac, où ces
humeurs étant épaiffies & comme
colées, elles chargeoient le fond du
ventricule; mais ce reflux fourniffant
toûjours de nouvelles matieres, cette partie fe trouva tellement occupée, que toutes fes fonctions furent
troublées, foit parce que ces humeurs flegmatiques & glaireufes fuf-
foquoient la chaleur naturelle, foit
auffi parce qu'elles émouffoient la
pointe du ferment, & l'embaraffoient
fi fort, qu'elles l'empêchoient de fe
joindre aux alimens pour en faire la
diffolution. Si fon appetit ceffa, c'eft
parce que l'orifice fuperieur de l'eftomac auffi bien que fon fond, étoit

enduy de ces plâtres & de ces côtes
qui empêchoient l'acide de se faire
sentir à cette partie, ce qui est necessaire pour l'appetit naturel ; les nau-
sées, les vomissemens & les convulsions étoient causées par un soûfre
salin, qui irritoit tant la tunique interne du ventricule, que les capillaires de la huitiéme paire des nerfs,
laquelle irritation se communiquoit
par continüité aux rameaux de la
cinquiéme paire des nerfs du crâne,
& à la quatriéme & septiéme paire
des nerfs de la moüelle allongée.
Ces nerfs étans seulement irritez à
l'exterieur, la malade n'avoit que de
legeres convulsions ; mais si on eût
differé de vuider ces impuretez, ces
convulsions seroient dégenerées en
Paralysie peut-être universelle, parce que l'humeur âcre abandonnant
les dehors auroit attaqué les dedans,
& le suc nerveux auroit été infecté
par cette rencontre, & parlà les nerfs
se feroient flêtris & desseichez, étans
frustrez d'une nourriture douce &

familiere , & les efprits animaux
n'auroient pû irradier aux parties
leurs canaux étans boûchez. Il ne
refte plus qu'à rechercher la raifon
pourquoy la malade ne rejettoit pas
les Pruneaux, l'on pourroit alleguer
plufieurs raifons de ce petit Pheno-
mene , entre lefquelles en voici deux
ou trois qui nous paroiffent affez juftes. La 1. que les chofes ameres font
adoucies par les aigres , & les nau-
fées & vomiffemens de cette Dame
étans excitez par une bile qui eft amere de fa nature, les Pruneaux qui
abondent en parties acides, adou-
ciffoient cette bile , & interrom-
poient fa tyrannie. La 2. raifon eft,
que les Pruneaux heûrtans & cho-
quans cette humeur âcre lui faifoient
abandonner les fibres de l'eftomac,
& luy ayant fait lâcher prife la préci-
toient, & par ce moyen les vomiffemens reftoient jufqu'à la generation
de nouvelle matiere; ce qui pouvoit
arriver en peu de têms. La 3. raifon,
c'eft que les chofes aigrelettes font

sont pour l'ordinaire amies de l'estomac, comme les Citrons, les Oran-
ges & les Grenades prises mais avec
moderation , tant parce qu'elles
portent avec elles leur ferment acide, qui aiguise celuy de l'estomac,
que parce que cette partie est accoûtumée à son acide, & qu'ainsi il n'est
pas irrité par les choses qui approchent de sa nature, & qui le regenere. C'est de cette maniere que
Monsieur Riviere , Medecin de
Montpellier dit dans sa Pratique,
parlant des cours de ventre , qu'il
en avoit souffert un fort long-têms,
& duquel il ne pût guérir que par
l'usage du vinaigre avec ses alimens.
Aprés avoir fait l'Histoire de cette
maladie , & en avoir recherché les
causes, il ne sera pas difficile de persuader que la maladie fut entierement guérie par l'usage de nos Eaux
chaudes, puisque l'on peut voir qu'il
n'y avoit que trois indications, sçavoir, fondre, purger & ouvrir, fondre ces flegmes, purger & nettoyer

les parties naturelles , & ouvrir les
vaiffeaux hypogaftriques, en raréfiant
& fubtilifant le fang groffier & limoneux, que quelques acides éman-
cipez avoient coagulé, ce que firent
ces Eaux en peu de têms , & rétabli-
rent cette Dame , laquelle s'en retourna chez elle avec une fanté parfaite.

Nous dirons encore en paffant,
que nous traitâmes en 1677. la femme d'un Marchand de Clermont en
Auvergne, qui avoit prêque le même mal; ce qu'il y avoit de plus particulier, c'eft qu'elle ne vomiffoit que
trois heures aprés avoir mangé , &
cela toûjours-reglément : elle guérit
avec moins de peine, & plus prom-
tément que la Dame Religieufe.

Nous avons avancé que nos Eaux
remedioient aux extinctions de voix,
foit qu'elles foient caufées par le
vice des parties baffes , foit par les
chûtes d'humeurs , qui tombans du
cerveau dans les canaux du poûmon,
empêchent l'air de s'y infinüer pour

former la voix : Voicy un Exemple
singulier de la chose.

Une Dame Religieuse de Paris,
autant considerable pour sa Vertu,
qu'elle est Illustre par la Naissance
qu'elle tire des premieres Familles
de la Robe, c'est Madame le Feron,
Religieuse de l'Abbaye de Panthe-
mont, âgée environ de vingt-cinq
ans, d'une constitution un peu san-
guine, mais plus Pituiteuse, usa des
Eaux du Puy quarré pour une extin-
ction de voix qu'elle avoit soufferte
depuis neuf mois, & à laquelle elle
étoit sujette ; aprés huit jours de
boisson nous luy provoquâmes de
legeres sûeurs, à la faveur de quelques demy Bains de la même Eau.
Elle n'eut pas pris deux ou trois de
ces demy Bains & sué suffisamment,
notamment sur la Poitrine, que ses
Poûmons furent dégagez, & sa voix
fut entierement libre, & depuis l'a
conservée forte & vigoureuse.

Nous avons observé aussi que ces
Eaux étoient un Remede infaillible

pour la Colique nephretique : ainſi
il eſt aſſez à propos de donner trois
ou quatre Exemples de cette maladie & de ſa cure. Un Greffier de
Saint Pierre le Moutier, âgé de ſoi-
xante années, fit une Pierre d'une
longueur & d'une groſſeur ſurpre-
nante, non pas pourtant ſans douleur, aprés avoir bû huit ou dit jours
de ces Eaux.

Monſieur Rochefort, Chantre du
Chapitre de S. Amable de Rion, eſt
venu pendant douze ou quinze années à ces Eaux pour la Pierre, & un
mois aprés la boiſſon ne manquoit
pas de faire cinq ou ſix Pierres de la
groſſeur d'un pois.

Un Gentilhomme de Moulins fit
en 1678. cent quatre petites Pierres
en une matinée, de la groſſeur de la
graine de choux, excepté cinq ou ſix
qui étoient de la groſſeur de lentil-
les, aprés quinze ou vingt jours de
boiſſon.

Il y avoit, il y a quelque têms, un
Employé dans les Traites Foraines à

L v

Vichy, qui prenoit frequemment de ces Eaux pour une retention d'urine, & à peine en avoit-il bû, qu'il faisoit tantôt des flegmes, tantôt du gravier & du sable ; & aprés cela ne bûvoit plus jusques à nouvelle attaque.

Un Ecclesiastique de cette Ville de Paris, homme d'un singulier merite, & qui a été employé dans de grandes affaires ces derniers têms, ce qui l'échauffa tellement qu'il tomba dans une ardeur d'urine, qui par les Remedes rafraîchissans dont on luy fit user, dégenera en une supression par une abondance surprenante de glaires qui s'engendroit dans la vescie, & nous avons vû une chose particuliere, c'est que quand il pouvoit un peu uriner, ses urines filoient comme si c'avôit été de la glû ou côle forte ; & même en bûvant ces Eaux toutes celles qu'il rendoit par les urines, n'avoient pas demeuré une heure hors du côrs, qu'elles se figeoient & convertissoient en caillé, mais glüant, & les Eaux de Vichy l'ont tiré d'affaire il y a trois ans. Combien de personnes que nous ne pouvons nommer, conservent des Pierres qu'ils ont renduës à ces Eaux même de Paris & de qualité.

Une de ces cures les plus consi-derables qui soient arrivées à Vichy, est celle d'un Sergent d'Artonne en Auvergne, proche le Village de saint Myon en 1679. au mois de May. Ce bon-homme tomba en apople-xie legere qui dégenera en Paraly-sie, non seulement des bras & des jambes, mais encore de l'estomac; car tout d'un coup cette partie ne faisoit presque point ses fonctions, & auparavant cette touche il bûvoit quelquefois trop, ainsi que d'autres de ce caractere, mangeoit à propor-tion, & peu de têms aprés il rendoit ses alimens à peu prés comme il les prenoit. Cette lienterie fut accom-pagnée en peu de jours d'une gale & d'un prurit & démangeaison hor-rible, & par-dessus tout une fiévre lente, qui augmentoit les foirs, & avoit une foif infatiable. Dans ce têms-là il vint à Vichy, comme au dernier fecours ; il nous appelle : dés que nous l'eûmes vû dans ce pitoyable état, nous confeillâmes à fa femme de le reconduire chez elle, apprehendant qu'il ne fût l'opprobre des Eaux, & qu'il n'y mourût. Le pauvre malheureux defefperé de ce compliment, fans autre raifon obligea fa femme de luy aller querir de ces Eaux, qu'il en vouloit goûter, & que tout ce qui luy en pouvoit arriver de pire, étoit ce que nous luy avions fait connoître ; il en bût quatre verrées, il les rendit promtement avec beaucoup de matieres fort puantes & couleur d'olive : fon redoublement de fiévre le foir fut beaucoup moindre, & n'eut prêque point d'alteration. Le lendemain il en bût encore avec le même fuccez ; nous apprîmes la chofe, car il ne nous auroit pas envoyé querir davantage ; nous l'allâmes voir, il nous

çonta les choses comme elles s'é-
toient passées, & comme nous les
sçavions déja, nous luy conseillâmes
de continüer encore ; mais comme
il bûuoit des Eaux froides, ou du
moins temperées, nous luy ordon-
nâmes celle de la Grille, qui en deux
jours luy remit son estomac, luy re-
donna l'appetit, & luy faisoit dige-
rer les alimens. Nous le fîmes purger, il n'est pas concevable combien
il sortit d'ordures & de püanteurs
de son côrs, la galle diminüe & la
démangeaison, la Fiévre disparoît,
& en douze ou quinze jours il reprit
des forces & un embonpoint qu'il
faut avoir vû pour le croire: les bras
& les jambes demeurans neanmoins
paralytiques, nous luy fîmes prendre des Bains qui en deux ou trois
jours luy fécherent entierement sa
galle, & huit ou dix Bains luy redon-
nerent la liberté des jambes & des
bras. Cette Histoire seule devroit
suffire pour prouver la bonté & les
merveilles de ces Eaux, mais il ne

sera pourtant pas inutil d'en ajoûter d'autres.

Monsieur Cristot Avocat des plus connus du Parlement de Roüen, est venu deux fois à Vichy pour guérir d'une Colique intestinalle, sans penser à un Schirre qu'il avoit à l'hypocondre gauche, vrai-semblablement à la rate, dont il n'esperoit aucun soulagement, est cependant guéry de son Schirre peu de têms aprés, la seconde saison qu'il fit pour sa Colique, les Eaux du Boulet firent cét effet, & quelque peu de la Grille. Monsieur Lhonoré son Medecin à Roüen, que nous avons eû l'honneur de voir le Printêms dernier à ces Eaux pour ses incommoditez particulieres, nous a assûré de cette Cure.

Madame de Coigny, femme de Mr le Comte de Coigny, Gouverneur de Caën en Normandie, vint à Vichy il y aura deux ans au mois de Juin prochain pour prendre ces Eaux & remedier à une tumeur Schirreuse

qu'elle avoit sous l'estomac, dont
nous avons crû les glandes du pancrée être le siege ; car comme spon-
gieuses elles attirent aisément les
humeurs & s'en abreuvent : & comme cette partie ne manque jamais
d'acide, ces humeurs s'y coagulent,
& s'y convertissent en Schirre. Cette
Dame bût à la fin de Juin & à la fin
de Juillet, où elle fit deux saisons,
& s'est retirée de ce pas-là, ainsi que
nous l'avons appris de sa famille, &
de quelques personnes de Caën :
Nous appliquâmes les boües de ces
Eaux sur la tumeur, ce que nous
croyons avoir beaucoup contribué à
sa guérison.

Ce mois de Septembre dernier,
trois Dames Religieuses sont guéries de grands vomissemens, entr'autres une qui étoit avec Madame la
Marquise de la Poterie de Normandie, qui en avoit un qui la minoit &
consommoit, en huit jours de têms
elle en fut délivrée, elle vomissoit
differentes humeurs ; elle ne bût que

quatre verres d'Eau pendant vingt jours; ainsi c'est pour les vomisse-mens, indigestions & Coliques que ces Eaux sont faites particuliere-ment.

Nous avons gardé pour le dernier Exemple une Cure, dont l'Histoire sembleroit inventée à plaisir, si nous ne nommions pas la personne, ce que nous ne faisons pourtant qu'aprés qu'elle nous l'a permis; c'est Madame Paviot, femme de Monsieur le Procureur General de la Chambre des Comptes de Roüen, qui apres Dieu reconnoît devoir sa vie aux Eaux de Vichy; & pour en juger nous allons en exposer le fait qui sera un peu long, mais il n'y aura pas un mot à retrancher, à moins que de ne vouloir dire les choses qu'à demy, ce qui ne se peut pas dans un semblable dessein. Cette Dame qui se maria environ à l'âge de 24. ans, étoit tres-bien reglée avant son mariage, quinze jours ou trois semaines aprés ne perdit que tres-peu, le mois suivant encore moins. Et comme nous nous flattons bien souvent de voir par avance ce que nous defirons, l'on demandoit un heritier dans cette Maifon, pour fucceder à un gros bien qu'elle poffede, ce qui fit que toute la Famille luy fit croire qu'elle étoit groffe. C'eft ce qui luy a penfé coûter la vie ; parce que cette Dame étant tombée, elle fe frappa fortement à la partie inferieure du bas-ventre ; mais parce que l'on la vouloit groffe, on ne voulut point permettre que Meffieurs les Medecins la fiffent faigner pour cette chûte, parce qu'on n'entend pas encore dans le monde cét Oracle qui dit, que fi on faigne la femme groffe elle fe bleffe : auffi fe fit-t'il un dépôt & une fluxion dans les parties-baffes, qui fut fuivie d'une inflammation fi grande, que la Dame fe plaignoit qu'elle fentoit un feu qui la devoroit dans le ventre, mais on la confole, on la paye de belles paroles dans fa Famille, on tâche d'éteindre ce feu par de petits remedes qui ne faifoient tout au plus que pâlier le mal. Au troifiéme mois elle ne perdit prêque rien; elle tombe dans un dégoût, elle vomit, elle a des envies un peu bizarres, on ne hefite plus à dire qu'elle étoit groffe, & mal-heureufement pour elle les fignes d'une veritable groffeffe ne parurent que trop; car elle fentit environ ce têms-là des picotemens dans le fein; & peu de têms aprés elle y eut du lait ou quelque matiere femblable par un reflux des humeurs. Enfin pour ne plus laiffer de foupçon à perfonne fur cette groffeffe, elle fent du mouvement dans le bas ventre, mais affez frequemment, tout le monde la felicite, chacun fe fait un plaifir de luy dire que fes maux finiront bientôt. Cette Dame qui a l'efprit bien fait, fe laiffe perfuader, ou plûtôt feint de croire ce qu'on luy vouloit perfuader. Cependant fon ventre groffit, ce mouvement eft plus fenfible; mais elle fut faifie d'une fiévre

lente fans s'en appercevoir prêque;
fi ce n'eft lors qu'elle commença à
augmenter les foirs, elle avoit déja
perdu le fommeil il y avoit du têms,
elle maigrit & devint en un état pitoyable; elle eut une diffenterie environ le feptiéme mois; cette groffeffe prétenduë fit qu'on atrêta cette
évacuation trop tôt, crainte que par
les épreintes elle n'accouchât avant
le têms. Il faudroit icy faire un Volume exprés pour nombrer les maux
que cette Dame fouffrit aprés cela:
elle coula pourtant dans cette infor-
tune jufques à l'entrée du neuviéme
mois, auquel l'on attendoit la fin de
ces maux par un heureux accouche-
ment; & pour le faciliter on permit
dans fa Famille de luy tirer un peu
de fang, mais point d'enfant ne pa-
rut au terme ordinaire, on patiente
quelques jours: les femmes fe flatent
fouvent, dit-on, particulierement dás
leur premiere groffeffe, elles fe trompent aifément fur le têms. Mais le
dixiéme mois fe paffe comme le

neuviéme. Cependant les mêmes fignes qui avoient fait croire aux Sa-
ges-femmes de Roüen & de Paris,
qu'elle étoit groffe, continüent; mais
fur tout ce mouvement du bas-ventre & l'infomnie étoit fi grande,
qu'elle ne fermoit point les yeux du
tout ny nuit ny jour, excepté un
demy quart d'heure à midy, moment qui luy étoit fi precieux que la
vie, puifqu'elle ne fubfiftoit que par
là; ainfi voyant qu'on s'étoit trompé,
on abandonne la malade, mais à tard
à la conduite de Meffieurs les Medecins, qui n'oublierent rien de ce
qu'une Experience confommée peut
en ces rencontres; mais leurs Remedes ne répondirent pas à leurs ef-
perances, on la mena à Paris, où le
confeil de tous les Habiles fut appellé, on luy fit encore plufieurs remedes, qui n'eurent pas plus de
fuccez que ceux de Roüen, fi ce
n'eft les Eaux de Sainte Reine, qui
tirerent (dit-on) quelque chofe par
les urines, mais elles n'eurent pas

affez de force. Enfin cette Dame,
comme bien d'autres perfonnes, de-
fefperant de fa vie, fut confeillée
par quelques-uns de fes Amis, de
prendre le party de Vichy, oppo-
fitions de la part des Medecins &
de bien d'autres; Cependant elle
prend la refolution de s'y faire conduire; mais le voyage étoit difficile,
tant par la longueur du chemin, que
par l'état où elle fe trouvoit pour
lors, elle l'entreprend pourtant avec
Monfieur fon beau-Pere, elle fe
rend à Vichy à petites journées:
dés qu'elle fut arrivée, Monfieur
Paviot fon coufin, Confeiller au
Parlement de Roüen, fe trouva cette faifon à Vichy: il nous pria d'aller voir cette Dame, de la maladie
de laquelle il nous avoit déja donné
quelques idées étonnantes; nous
allâmes la voir, & nous trouvâmes les chofes en un état qui n'eft
pas croyable qu'à elle-même, qui
pourtant nous fit l'Hiftoire fort au
long de toutes fes incommoditez,

qui avoient encore augmenté par le chemin, elle ne mangeoit plus rien, ne dormoit point; elle étoit si flêtrie & désseichée, qu'elle sembloit un veritable squelet, & personne ne la pouvoit rémüer qu'un Cocher, sur les bras duquel on mettoit un cussinet pour la porter sans luy faire mal. Toute maigre qu'elle étoit, cependant elle avoit toûjours le cœur bon; Nous examinâmes toutes choses, & voyant tant de longues suites de maux, nous luy demandâmes de souffrir que nous appellassions du Conseil, ce qu'elle ne voulut jamais, & s'abandonna entierement à nôtre conduite. Ce qui nous engagea à luy donner tous nos soins, & de ne negliger aucunes circonstances; le lendemain de son arrivée nous luy donnâmes deux verreés d'Eau de la Fontaine Gargniez, qui pouvoient faire environ demy septier, elle en rendit une heure aprés quatre à cinq verrées de la même grandeur par les urines, &

fut deux ou trois fois à la selle. Cette
facilité qu'elle avoit à être émûe,
nous fit resoudre d'aller doucement,
& de ne luy donner que trois petites
verrées d'Eau dans les suites; ce que
nous continüâmes pendant quelques
jours avec succez, la purgeant avec
la moüelle de casse seulement, elle
prenoit peu à peu de l'appetit, son
estomac digeroit mieux, & la chaleur de son bas-ventre se rallentis-
soit; Mais comme la plûpart des
malades des Eaux sont autant de
Medecins, ou du moins croient l'ê-
tre; une personne de consideration
de ses Amis voyant que nous allions
si doucement, sans examiner si nous
pouvions aller plus vîte sans rien hazarder, luy fit entendre qu'elle bûvoit trop peu d'Eau pour abbattre
un ventre de la grosseur du sien,
qui étoit une digue qu'il falloit rui-
ner à force d'Eau. Aprés avoir re-
sisté au Conseil quelques jours, elle
s'y laissa aller, & bût trois ou quatre
verrées d'Eau plus que nous n'avions

accoûtumé de luy faire prendre.
L'évacuation fut si grande, que la
fiévre la prit, mais avec une telle
fureur, qu'elle étoit menacée d'un
transport. Nous la trouvâmes le lendemain matin en cét état, & sur le
soupçon que nous témoignâmes a-
voir du fait, on nous l'avoüe avec
peine pourtant, parce que nous nous
y étions toûjours opposez : nous ne
dîmes mot, parce que la chose étant
faite, il n'y avoit plus de conseil à
prendre si ce n'étoit pour l'avenir :
nous tâchâmes d'éteindre cette fiévre par de petits Remedes rafraîchissans, ce qu'étant fait nous ne
voulûmes plus luy donner des Eaux,
soit que nous eussions déja assez é-
vacué, ou plûtôt qu'il y eût à craindre pour le retour de cette fiévre :
nous la mîmes dans le Bain d'Eau
de riviere, temperé par l'Eau de la
Grille : elle y demeuroit deux ou
trois heures le matin, & autant le
soir, elle en prit pendant 20. jours,
& fut purgée une fois ou deux pour
emporter

emporter les matieres que les Eaux
& les Bains avoient fonduës, son
ventre diminuë, cette humeur éva-
noüit sans autre évacuation, elle
prend appetit, elle mange, & se refait tellement avant son départ,
qu'elle alloit à la Messe de son pied.
Nous écrivîmes à M. son Epoux de
luy avoir une ou deux ânesses, & de
les faire nourrir d'herbes d'orge jusques à son arrivée, cela fut executé:
elle part de Vichy fort contente, &
en assez bonne santé pour entrepren-
dre le voyage de Lion qu'elle voulut
voir par curiosité, & de là se rendit
chez elle, où elle prit le lait d'ânesse
pendant six semaines, son sommeil
luy revint, & se vit entierement remise en deux mois, comme si elle
n'avoit jamais été malade, elle nous
fit sçavoir son rétablissement, nous
allâmes la voir à Roüen le Carême
suivant, nous eûmes de la peine
à la reconnoître tant elle avoit d'enbonpoint. Voilà ce qui semblera paradoxe, mais la Dame est vivante,

M

Dieu mercy, on peut s'informer du fait, elle ne bût que douze jours en tout.

Nous pourrions encore rapporter un tres-grand nombre d'exemples des cures que ces Eaux ont faites depuis peu, mais ce seroit pour ne jamais finir ; nous avons fait mention de quelques-unes qui ferôt juger aux personnes de bon sens ce que peuvent ces Eaux & ces Bains pour d'autres maladies qui ont quelque rapport avec celles-cy; c'est ce qui nous engage à renvoyer les incredules à un nombre prêque infiny de personnes de la premiere qualité de Paris, & de toutes les autres Villes du Royaume, sans parler des Etrangers, comme les Anglois qui frequentent souvent ces Eaux : aparemment ces Messieurs & ces Dames ne s'embarquent pas à faire un voyage de cette consequence & si souvent, sans quelques preuves manifestes de la vertu de ces Remedes que Dieu a préparez dés le commencement pour la

confolation des malades, qui n'en
trouvent point de plus affûrez contre
leurs infirmitez corporelles, qui font
les funeftes fuites & les reftes de la
maladie originelle de l'Ame, dont il
a bien voulu encore nous laver par le
fecours d'une Eau beaucoup plus mi-
fterieufe ; comme fi ce Grand Maître
de l'Univers avoit voulu perfuader
aux hommes que l'Element de l'Eau
eft le Remede univerfel dont ils doivent fe fervir pour fe délivrer de
leurs infirmitez. Prions-le donc de
ne jamais retirer fon Efprit de celles-
cy, & de les rendre favorables de
plus en plus, afin que joüiffans d'une
vie plus tranquille, nous foyons animez par un efprit de reconnoiffance,
à l'employer dans l'Obfervance de
fa Loy, qui eft l'unique neceffaire
pour lequel nous devons tout fa-
crifier.

SIX LETTRES
DE L'AUTEUR.

A DIFFERENS PARTICULIERS

QUI L'ONT CONSULTE'

POUR L'USAGE

DES EAUX.

LETTRE I.

Sur la difficulté d'Vrine, & sur les Maladies Veneriennes.

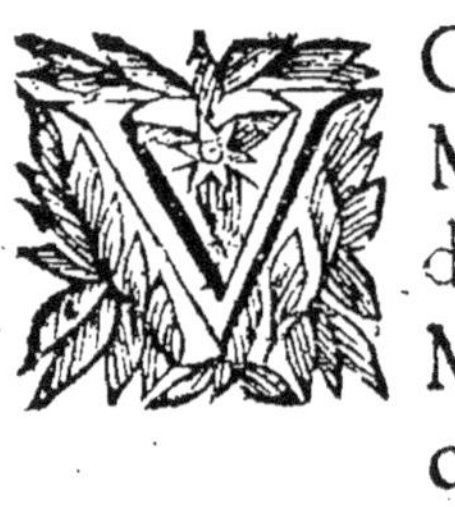
OUS êtes admirable, MONSIEUR, de me demander si nos Eaux Minerales froides ou chaudes pourroient être propres à un homme de quarante & quelques années, qui dépuis quelque

têms a une dificulté d'uriner qui augmente toûjours, & que vous soup-
çonnez être causée par des humeurs
glaireuses, qui sont autant pour le
moins (dites-vous) dans la vescie
que dans les reins, & vous appre-
hendez qu'elles ne se convertissent
en Pierre : vous avez raison de le
craindre, car dés qu'il se trouve dans
nos côrs des matieres qui ont une
disposition au calcul, il ne demeure
guére à se former, non pas comme
nos Anciens l'on crû par une simple
chaleur, mais plûtôt par la rencontre
d'une humeur acide ou stiptique, qui
s'insinüant dans ces matieres épaisses
s'y embarrasse & en resserre les parties, & enfin les durcit & pétrifie.
Cela posé, Monsieur, vous qui sçavez que nos Eaux sont nitreuses, ne
devez-vous pas être persuadé qu'elles sont un Remede infaillible pour
vôtre malade, puisque le principe
de leurs actions est un Sel Alcaly,
lequel ne peut qu'il ne lave, dé-
terge & nettoye les reins & la vescie,

M iij

qu’il ne pousse dehors les côrs étrangers qui s’y forment, & ne les délivre
des incommoditez qui en sont les suites, & pour parler plus juste & mieux
à vôtre goût, ce Sel Alcaly se charge des acides stiptiques qui avoient
fixé & coagulé ces côles & ces glaires, & par consequent les fondent
& les dissolvent, & ensuite les poussent par les urines. Mais je connois,
Monsieur, par les derniers mots de
vôtre Lettre, que ce n’est pas ce
doute qui vous retient, c’est un autre scrupule qui vous fait plus de
peine, c’est que vous craignez que
vôtre homme n’aye quelques vieux
restes des pechez de jeunesse, aufquels nos Eaux pourroient être contraires : en verité je ne sçaurois vous
pardonner celui-là ? Quoy, vous qui
voulez bien qu’on sçache dans le mô-
de que vous suivez la nouvelle dô-
ctrine, vous craignez que des Eaux
qui n’ont qu’un Alcaly pur, puissent
nuire à une maladie que tous les nouveaux Physiciens conviennent être

entretenuë par un acide malin, en
quoy confiste tout le virus veroli-
que, qui ne differe point de celuy
qui fait les chaudes pisses, les gonorrhées, les chancres & les bubons,
si ce n'est en quantité, & par la partie qu'il occupe, ou qu'il a penetré
plus avant; car dans les commencemens, il cause la chaude pisse seulement, parce qu'il excorie les conduits de l'urine & de la semence; s'il
s'arrête au gland il y fait les chancres, s'il penetre dans les prostates, il
s'y aigrit & corrompt la semence, qui
boüillonnant & irritant ces parties,
elles ne peuvent qu'elles ne laissent é-
chapper & couler involontairement
cette matiere, qui quelquefois est pu-
rulente & sanieuse, lors que cét acide
étant devenu corrosif, ronge & ulce-
re les prostates & le canal de la verge:
les bubons ne sont qu'une suite de ce
virus, qui s'étant glissé dans les glandes des aînes, il coagule la lymphe &
l'épaissit; & si on neglige ces petits
progrez, & que cét acide par la loy de

M iij

la circulation paſſe des proſtates dans la maſſe du ſang : c'eſt là qu'il regne mais en tyran, car il y cauſe mille deſordres, il excite tous ces differens ſympthômes, dont ſont affligez ces malades infortunez : Il fait les chancres à la bouche, les bourgeons & les puſtules au viſage, particulierement au front, les douleurs de tête & de tout le côrs qu'augmentent la nuit, ces douleurs profondes ou oſtocopes, ces ulceres & ces nodus aux jambes, & enfin la pelade ou chûte du poil, & tant d'autres accidens. Vous voyez bien, Monſieur, maintenant, que bien loin que nos Eaux ſoient à craindre pour les maladies Véneriennes, qu'au contraire il n'y a point de Remede dans la Nature ſi favorable aprés le Mercure, qui eſt un puiſſant Alcaly : parce que le Sel de ces Eaux étant un Alcaly, il penetre, il ſe porte dans nos côrs, il s'inſinuë dans les parties les plus éloignées, il ſe mêle dans la maſſe du ſang : c'eſt un Furet, mais

penetrant qui ne laiſſe aucun endroit
qu'il ne viſite ; par conſequent il tuë
& abſorbe cét acide ou virus veroli-
que, diſſout & donne de la fluidité
au ſang qui avoit été figé, & à la lymphe la liberté de ſe rendre à ſes é-
monctoires ; les Bains qui excitent
les ſueurs y ſont admirables, puiſqu'ils ne font autre choſe que ce que
fait le Mercure, qui eſt de fondre.
En un mot, Monſieur, contez que ſi
un homme atteint d'un virus veroli-
que, apprehendoit la grande violence du mercure, qu'il vienne à Vichy, qu'il ſe laiſſe conduire, qu'il
me donne le têms qu'il faut ; & s'il
ne guérit pas, qu'il n'ait jamais recours à d'autres Remedes : car ſon
mal ſera incurable s'il ne cede à la
boiſſon & aux Bains de ces Eaux.
Voilà, Monſieur, ce que vous voulez peut-être ſçavoir de moy ; ſi cela
n'eſt pas de vôtre goût, renoncez à
la doctrine de l'acide & de l'Alcaly,
pour moy je ne renonceray jamais à
la qualité de, &c.

M v

POUR LE
SCORBUT.

LETTRE II.

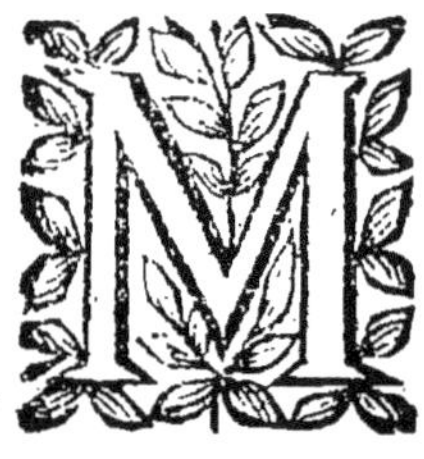

ONSIEUR,

J'Ay reçû vôtre Lettre du vingt de
ce mois, qui m'a bien donné de la
joye d'apprendre la continüation de
vôtre santé, & des bontez que-vous
m'avez toûjours témoignées; je vous
ferois més complimens pour vous en
remercier : mais outre que vous ne
les aimez pas , c'est que vôtre téms
est si precieux, que vous n'en pou-
vez donner que pour des choses entierement necessaires. Ainsi pour ne

vous en point faire perdre inutilement, je viens au fait de vôtre Lettre. Vous me dites, Monſieur, qu'un
jeune homme âgé de trente années
ou environ, enſuite d'une paſſion
violente qu'il avoit eüe pendant trois
ou quatre années pour une Dame, eſt
tombé dans une mélancolie ſurpre-
nante, qui eſt accompagnée de pluſieurs ſymptômes qui augmentent
en nombre & en qualité. La premiere à été un dégoût pour la chair, les
peſanteurs d'eſtomac ont ſuivy, les
vents enſuite, les rots & rapports
aigres, les indigeſtions, les diarrhées,
& quelquefois le ventre fort ſerré,
ſont venus à la partie : on luy a fait
(dites-vous) tous les remedes qu'on
a jugé à propos, & les voyans inutils
il a entrepris un voyage en Angle-
terre, & paſſant le trajet a été ſur-
monté de vomiſſemens effroyables,
& a vomy (dit-il) une humeur qui
luy ſerroit le goſier, & le luy écor-
choit ; cependant il a demeuré environ huit mois à Londres, où il s'eſt

tres-bien porté pendant les quatre
premiers mois, ensuite dequoy il est
retombé plus mal que lors qu'il est
party de France : Il s'est fait trait-
ter par les plus fameux Medecins
inutilement, ce qui luy fit prendre
la resolution de revenir dans son païs
natal; il vomit encore sur Mer, &
étant arrivé à sa maison, il s'est trouvé un peu mieux, mais ce n'a pas
été pour long-têms, car tous ces
symphtômes augmentent tous les
jours, il à même une fiévre lente de
têms en têms, les jambes luy pesent
tellement qu'à peine peut-t'il faire
deux pas, il a le ventre un peu tendu,
il sent sous l'estomac une pesanteur
principalement quand il a un peu
plus mangé qu'à l'ordinaire, & dans
ce têms ne peut prêque pas respirer.
Enfin, dites-vous, il est dans un état
qui fait de la peine à toute sa famille,
& plus à luy-même qu'à personne :
Il a l'haleine puante, les dents toutes gâtées, & il y sent des douleurs
de têms en têms, rien ne le soulage

que les purgatifs, & jamais il n'eſt mieux que lors qu'il a le ventre un peu libre; & qu'aÿant eû une diarrhée un peu forte pendant trois ou quatre jours, il eut aſſez bon têms pendant prés d'un mois. Vous finiſſez vôtre Lettre en me diſant qu'il a oüy parler de nos Eaux, que vous vouliez luy conſeiller, mais qu'il vous a prévenu, & vous a chargé de m'en écrire pour ſçavoir ſi elles luy pourront être utiles. Pour réponſe, Monſieur, je m'étonne que Vous, qui les connoiſſez ſi bien, n'ayez pas déja envoyé ce pauvre jeune homme icy. Vous ne donnez point de nom à ſa maladie, qui dans toutes ſes circonſtances nous marque le Scorbut naiſſant, du moins il ſouffré la plus grande partie des Symptômes que les Scorbutiques ont coûtume de ſentir, & ſans les repeter icy. Je vous diray ingenûment que je n'ay aucune Experience que nos Eaux ayent guéry des Scorbutiques. Mais la raiſon me fait croire

qu'elles y feroient parfaitement
bonnes ; & l'Experience frequente
que nous en faifons pour les maladies mélancoliques, me confirment
dans ce fentiment. La raifon me
dit que les chagrins & les triftefles
font chez nous une grande diffipa-
tion d'efprits, d'où naiffent beaucoup d'humeurs acides, qui com-
mencent quelquefois dans l'eftomac, & quelquefois dans le pancrée & dans la rate ; ce qui trouble
les fonctions naturelles, fait des
obftructions, refferrent le ventre,
parce que ces humeurs font fort ftyptiques, comme vôtre malade l'a
fenty en vomiffant, & produit d'autres fymptômes que nous ferions
trop longs à rapporter, femblables
pourtant à ceux de vôtre Malade ;
ainfi vous voyez bien que nos Eaux
qui contiennent un Sel-Alcaly, qui
feul peut mortifier & confumer ces
humeurs acides & ftyptiques, &
vuider les côles & les plâtres qui ac-
compagnent ordinairement fembla-

bles maladies, ne peuvent qu'elles ne soient d'un grand secours.
L'Experience des Mélancoliques
est encore favorable, puisqu'ils
ont tous quelque disposition, les
uns plus, les autres moins au
Scorbut ; car c'est un attrabile ou
humeur aigre qui domine en ces
rencontres, different seulement
par le plus ou le moins de la malignité ou aigreur. Or tout le
monde sçait que les Remedes qui
soulagent le plus les Mélancoliques
sont ceux qui abondent en Alcalys
fixes & volatils, & nos Eaux abondent en l'un & en l'autre Alcaly ;
Consequemment nos Eaux ne peuvent qu'elles ne soient d'une grande
utilité pour vôtre malade. J'ajoûte-
rois pour ne vous en point laisser
de doute, les soulagemens qu'il a
toûjours reçeus des vomissemens,
des cours de ventre & des purgatifs.
Vous sçavez que nos Eaux sont fort
purgatives, ainsi il doit s'attendre
que son voyage luy sera favorable:

mais par avance, Monſieur, preve-
nez le, & luy dites qu'il ne ſera pas
quitte d'une boiſſon de trois ſemai-
nes, ny même d'un mois, & faites-
le partir inceſſamment, afin qu'il
puiſſe faire deux ſaiſons ce Printêms. Ie finis, vous priant de m'ai-
mer toûjours, & de me croire avec
reſpect,

Monſieur,

Vôtre, &c.

A Vichy ce 5. Avril 1682.

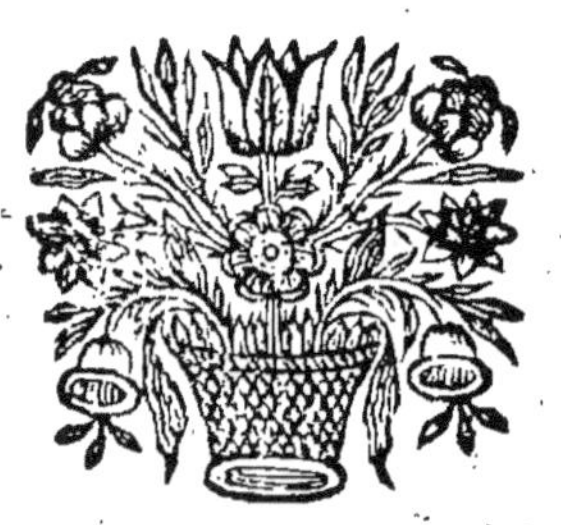

SUR LA
FECONDITE.

LETTRE III.

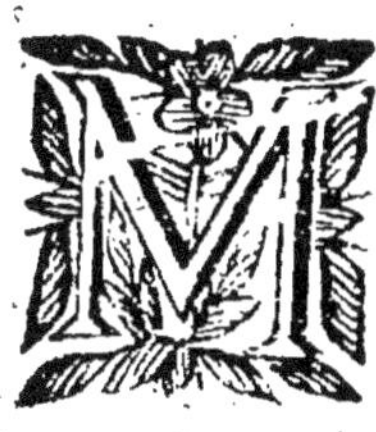

ONSIEUR,

    Vôtre Lettre du 25. du mois der-
nier ne m'a été renduë que dépuis
deux jours, je ne sçay point la cause
de ce retardement, mais je sçai bien
que cela empêchera que je ne m'é-
tende un peu sur la question que
vous me proposez, tant parce que
le têms presse pour vous déterminer, que parce que je suis un peu in-
disposé depuis cinq ou six jours, je
feray pourtant mon possible pour
vous satisfaire, & les personnes pour

lefquelles vous m'écrivé. Vous me demandé , Monfieur , fi nos Eaux pourroient procurer un heritier à une Famille confiderable de vos quartiers. Vous me dites qu'il y a cinq ou fix ans qu'un jeune homme âgé pour lors de vingt-cinq ans, d'un temperament fanguin, époufa une fille âgée de vingt-deux ans, d'un temperament affez flegmatique, tous deux vray-femblablement bien compofez pour pouvoir avoir des enfans , cependant ils n'en ont point eû encore, quelques Remedes qu'on ait fait à la femme (car pour le mary on ne foupçonne point que cela vienne de luy) on leur a confeillé, dites-vous, nos Eaux , & peut-être feré-vous de la partie fi je leur fais efperer du fuccez. Vous ne me marqué point que vous ayé reconnu aucun empéchement à la fecondité de cette Dame, fi ce n'eft qu'elle n'a pas beaucoup fes mois, & qu'ils ne font pas bien reglez pour le têms, qu'ils avancent & retardent quel-

quefois. Pour réponfe, Monfieur,
je fuis affûré que de tous les Remedes que l'on fait dans le monde en
femblables rencontres, il n'y en a
point qui paroiffent plus judicieux
que l'ufage des Eaux Minerales nitreufes ; & fans entrer dans le détail
de tous ces empêchemens de fecondité rapportez par Hypocrate dans
fon Livre de la Sterilité, & autres
endroits de fes Ecrits, il faut convenir que les plus ordinaires obftacles
à la conception, font les vices de la
matrice & des autres parties dédiées
à la generation, comme les intemperies de cette partie, particulierement
la froide qui eft entretenuë par la
prefence de beaucoup d'humiditez
glaireufes que cette partie reçoit de
tout le côrs, lefquelles fuffoquent &
glacent la femence de l'homme, &
font les obftructions dans les cornes
de la matrice, ou trompes de fallope,
qui empêchent les efprits feminaux
de fe porter aux ouaires des femmes,
fans quoi les œufs qui y font côtenus

ne peuvét jamais devenir prolifiques, ny tomber dans la matrice pour y vegeter; quelquefois ces conduits font enduis de ces glaires vifqueufes qui empêchent la chûte de l'œuf dans le fond de la matrice : quelquefois auffi l'œuf prolifié par les efprits de la femence de l'homme, ne peut fe détacher des autres, aufquels il peut être adhérant par des côles. Mais le plus commun de tous les empêchemens de la conception, c'eft celuy dont vous me marqué que vôtre Dame eft ateinte, je veux dire qu'elle a peu fes mois, & qu'ils ne font pas bien reglez : Il ne faut point chercher d'autre raifon que ce déreglement, qui aparemment vient d'obftructions dans les vaiffeaux de la matrice, ou d'un fang trop groffier ou trop limoneux, ou manque de fermentation dans la maffe du fang; mais que ce foit ce dernier ou les autres qui la privent d'un heritier, vous pouvé l'afsûrer que les Eaux luy feront favorables, car elles font aperitives.

purgatives & fondantes, elles leve-
ront toutes ces obstructions, fon-
dront les matieres glaireuses qui
peuvent être dans la matrice ou dans
les trompes de fallope, & en purgeant
elles vuideront toutes les humeurs,
subtiliseront le sang, réveilleront les
fermentations, & par là regleront ses
mois, & empêcheront que la matrice
ne se charge de tant d'ordures, elles
consumeront ses humiditez, & for-
tifieront toutes ses parties. Voilà,
Monsieur, ce que ma santé me permet de vous dire presentement.
Cette Dame ne prendra de party que
celuy que vous luy conseilleré. Je
me fais un tres-grand plaisir par a-
vance de vous embrasser, nous nous
entretiendrons plus à fond sur cette
matiere, lors que vous serez icy.
Adieu, je suis tout à vous.

A Vichy ce 14. Avril 1682.

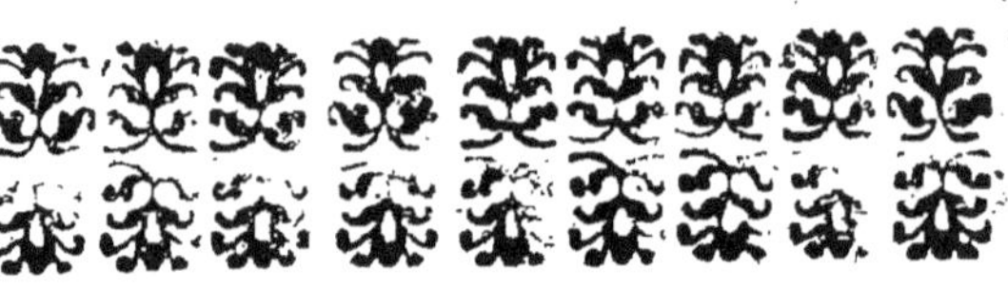

SUR

L'EPI·LEPSIE.

LETTRE IV.

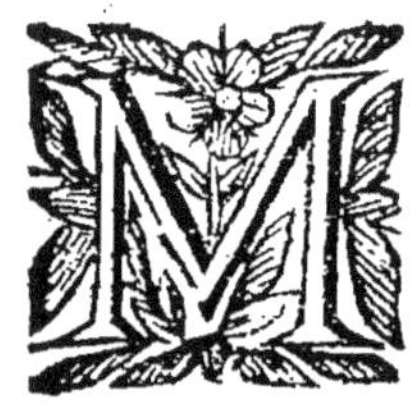ONSIEUR,

Vous me demandé si nos Eaux
pourroient quelques choses contre
l'Epilepsie, & vous me marqué que
c'est un jeune homme de famille,
âgé de vingt-ans, qui en est attaqué
souvent, & que les paroximes sont
longs & violens. Vous ajoûté même que vous le croyé sympatique,
parce que ce jeune homme en est
beaucoup tourmenté lorsqu'il a fait

quelque débauche : Je vous avoüë, Monsieur, que j'ay été pendant long-têms à croire que les Eaux Minerales de la nature des nôtres, ne convenoient point pour le haut mal. Une aveugle deference pour le sentiment de bien des Auteurs, étoit le seul fondement de cette opinion ; mais aujourd'huy que je ne m'en rapporte pas à ce qui est écrit, que lors que ma raison se trouve conforme à leurs pensées ; c'est à dire que je ne donne plus dans le sentiment des Anciens, qu'aprés les avoir examinez plus que d'une fois. Je ne doute en aucune maniere que nos Eaux conduites doucement & sagement, ne soient un tres-bon Remede pour cette maladie : & pour vous en convaincre je veux bien vous faire connoître l'idée que je me suis formée de l'Epilepsie, aprés l'avoir bien examinée ; quoy qu'elle soit nouvelle & de moy, j'espere que vous ne la rebuteré pas, voicy donc ma pensée. Je croy premiérement que toute

Epilepfie a fon fiege dans le bas ventre, & que le cerveau n'eft jamais
attaqué que par communication, je
reconnois le pancrée principalement
affecté dans cette maladie : vous fça-
vé comme moy que cette partie eft
un côrs glanduleux, que quelques
Modernes reconnoiffent pour le refervoir d'une humeur qui s'écoule
par le canal de virfungus dans le
bóyau duodenū, ceux qui la croyent
acide de fa nature, luy donnent l'a-
vantage de perfectionner le chile
fortant de l'eftomac par la fermentation qu'il excite avec la bile, qui
dégorge auffi par le canal cholidoque dans ce même inteftin. D'autres difent que cette humeur eft claire, limpide & infipide naturellement,
je le croirois affez le refervoir de la
lymphe, que cette humeur foit acide de fa nature ou non, il fuffit
qu'elle s'aigriffe de têms en têms lors
qu'elle croupit & qu'elle n'aye point
fon écoulement, comme tant d'autres humeurs qui féjournent dans
quelques,

quelque endroit contre nature , s'y aigrissent & s'y corrompent. Quand elle est venuë à une certaine quantité & à un certain degré d'aigreur, elle fermente & boüillonne à la rencontre de quelques Alcalys d'où qu'ils viennent, & gonflent les glandes qui pressent le Diaphragme & les autres parties dédiées à la respiration, d'où l'étouffement & difficulté grande de respirer ; la partie la plus exaltée & la plus subtile se sublime & se porte au cerveau , en forme de vapeur , attaque les esprits, les surprend, interrompt leurs cours , & empêche leur écoulement dans les nerfs , ce qui fait la privation du mouvement , & du sentiment. Cét Acide émancipé se cantonne dans les ventricules du cerveau, se glisse sur les nerfs, les picotte , les irrite , ce qui fait les mouvemens convulsifs , & ces violentes agitations. Enfin partie se dissipe & transpire , & partie s'embarrasse dans la lymphe ou pituite du cerveau, la fond & la diſſout, d'où vient cette bave écumante de ces infortunez malades, & ainſi ſe termine le Paroxiſme, qui pourtant, quoy qu'on en puiſſe dire, dégenere quelquefois en Paralyſie, lors que l'humeur s'inſinuë dans les pôres ou cavitez des nerfs. Cette Theorie receuë, il s'enſuit que nos Eaux qui ſont aperitives & purgatives doivent être tres-propres à combatre cette horrible maladie, parce qu'elles déboucheront le canal de Virſungus, & vuideront l'humeur qui croupit, ou plûtôt comme elles charrient un veritable Sel Alcaly, elles affoibliront & énerveront cét acide, temperant ſon aigreur, & ne faudroit pas ſe rebuter même, ſi dans les commencemens il avoit quelques attaques, parce que ce ſeroit l'effet de l'Alcaly des Eaux qui iroit attaquer cét acide dans ſon fort, dont peu à peu il ſe rendroit le maître. Mais le ſecret pour empêcher des inſultes

pendant la boiſſon, c'eſt de ne donner que deux ou trois verres d'Eau
au malade pendant quelques jours,
& le purger ſouvent. Enfin, Monſieur, les Remedes dont on ſe ſert
ordinairement pour cette maladie,
me perſuadent que nos Eaux y ſont
un ſpecifique veritable ; car ils n'y
ſont bons que parce qu'ils contiennent beaucoup d'Alcaly, qui eſt
l'oppoſé & le deſtructeur de l'acide.
Avant que de finir, je veux bien
vous avertir que je croy qu'il
ſeroit admirable pour empêcher les
enfans d'heriter d'une ſemblable
maladie, ou d'y être ſujets, de leur
faire uſer de jeuneſſe de l'huile de
Canelle, de l'Eſſence de Romarin
de l'Eau Theriacale, leur faire ſentir
l'Eſprit de Sel armoniac ſouvent.
Enfin, Monſieur, contez que vôtre
jeune homme trouvera icy ſon ſalutaire, & d'autant plus qu'il eſt encore
dans le têms de le perdre, au ſentiment d'Hypocrates qui dit dans ſes
Aphoriſmes, comme vous ſçavé, que

N ij

cette Maladie peut quitter avant vingt-cinq années, par le change-ment d'air & de façon de vivre: mandez-moy, je vous prie, ce que vous penſez de mon Hypotheſe; & croyez, s'il vous plaît, que je ſuis toûjours avec empreſſement,

Monſieur,

Vôtre, &c.

A Vichy ce 20. Janvier 1683.

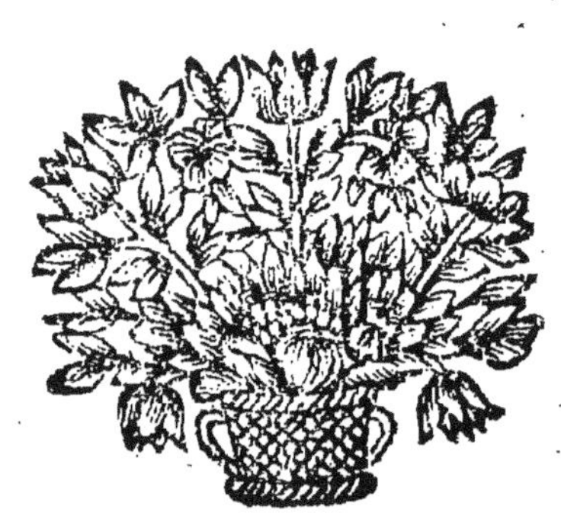

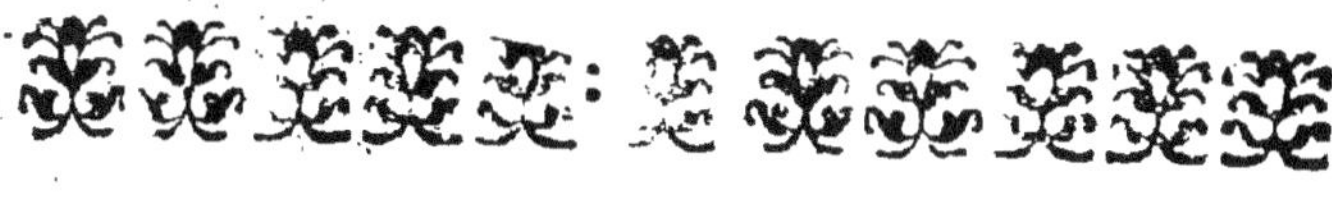

SUR
L'ASTHME,
OU DIFFICULTE'
DE RESPIRER.

LETTRE V.

ONSIEUR,

Vous me faites du plaisir de me
donner de vos nouvelles, car j'étois
sur le point d'en aller aprendre chez
vous : mais vous me mettez dans la
confusion par les termes obligeans
de vôtre Lettre, lorsque vous me
dites que vous me trouverré par
tout pour avoir quelque commerce

N iij

avec moy sur les vertus de nos Eaux:
je vous aurois fait sçavoir moy-même que j'étois icy , si je ne m'étois
flatté que je pourrois dérober quelques jours pour vous aller embrasser
& Messieurs vos enfans : mais j'en
desespere presentement, mes affaires
ne me donnant pas un moment.
Vous voulez , Monsieur, que je
m'explique un peu au long avec
vous en des termes qui puissent être
entendus de tout le monde, dites-
vous, sur ce que peuvent nos Eaux
contre l'Asthme ; j'en prévois les
consequences, Monsieur, & pour
vous satisfaire je m'en vais vous exposer ce que je conçois de cette maladie. Je reconnois en general deux
sortes d'Asthmes, l'un qui vient du
vice propre du Poûmon, & s'appelle
idiopathique, & l'autre qui est la suite des affections de toutes les autres
parties qui servent a la respiration,
comme celles qui composent la poitrine, même le Diaphragme, & celuy-là s'appelle Sympatique, l'un &

l'autre ont plusieurs causes ; mais je
ne m'arrêteray point à vous faire le
détail de toutes, je vous parlerai seulement d'une partie des plus consi-
derables & des plus ordinaires, &
de celles pour lesquelles nos Eaux
sont favorables. Les causes les plus
frequentes de l'Asthme Idiopatique,
sont des humeurs glüantes & épaisses qui s'amassent dans les canaux
du Poûmon , boûchent & empêchent la sortie de l'air, ce qui rend
la respiration plus frequente , afin
que le cœur ne perde rien , & qu'il
puisse recevoir en deux fois ce qu'il
avoit pû avoir en une. Quelquefois
il s'y forme des concretions plâtreu-
ses d'une matiere terrestre & vis-
queuse. Il s'y fait aussi des coagulations de la lymphe , que quelques-
uns appellent du nom de grefle, &
quelquefois il se fait une décharge
de matiere sereuse par l'artere pulmo-
naire dans la substance des Poûmons,
lorsque quelques acides exaltez excitent de trop violentes fermenta-
N iiij

tions ; ainsi les tuyaux du Poûmon étans pressez, l'air n'a point la liberté de s'insinüer où il est necessaire en la quantité qu'il faudroit. Voilà, Monsieur, les causes conjointes de l'Asthme Idiopatique, lesquelles cedent infailliblement à nos Eaux qui abbreuvent, incisent & fondent ces humeurs épaisses & glüantes, & les poussent dehors, partie par l'expectoration, & partie par les insensibles transpirations, & dégagent par ce moyen les bronques ou tuyaux des Poûmons : elles sont un dissolvant specifique & infaillible pour toutes ces côles & ces plâtres, & pour la lymphe coagulée à laquelle elles redonnent sa premiere nature flüide & coulante, & la précipite par les urines si elle est inutile. Elles calment & appaisent les fougues de l'acide revolté ou trop exalté, en l'adoucissant par leurs Sels Alcalys volatils. Ajoûté, Monsieur, qu'elles ne remedient pas seulement à la cause conjointe de l'Asthme, mais

même à l'antecedente , qui est bien
souvent celle qui merite le plus l'at-
tention du Medecin; car c'est elle
qui nourrit & fomente toûjours la
conjointe , & ces Eaux comme des
opilatives & purgatives , emportent
cette cause antecedente , en lavant
les parties naturelles , & vuidant les
impuretez qui croupissent dans leurs
replis,& fortifiér tant les parties vitales que naturelles. Pour l'Astme sympatique il a aussi plusieurs causes pour
une partie desquelles je voy tous les
jours que nos Eaux font des merveilles : Par exemple, dans les Hydropisies de poitrine , dans les points
ou douleurs de cette partie, causées
par des vents qui occupent les muscles intercostaux , & qui empêchent
leur mouvement. Pour celles qui
viennent d'une foiblesse ou infirmi-
té du cerveau, elles y remedient en
fortifiant cette partie; elles dégagent
les nerfs, soit qu'ils soient attaquez
au dedans ou dehors par quelques
humeurs aigres ou acides picotantes

qu'elles abforbent, & enfin elles remedient à préque toutes les caufes
de l'Afthme fympatique qui font
dans les parties naturelles, comme à
la fermentation des matieres atrabi-
laires & flatulentes, qui par leur
gonflement preffent le Diaphragme,
& lui empêchent de s'étendre. Elles
remedient aux tumeurs du foye, de
la rate & du pancrée, & defopile le
mezentere & fes glandes qui font
ordinairement les refervoirs & les
magazins de toutes les humeurs é-
trangeres & malignes, qui infectent
toutes les autres parties, en leur
communiquant ce qu'elles ont de
méchant, foit en fe mêlant au fue
nourricier dans fon mouvement circulaire, foit en répandant une partie d'elles-mêmes par un reflux ou
un débordement. En un mot, Monfieur, il fuffiroit aux gens be bon
fens comme à vous, de fçavoir que
nos Eaux font aperitives, purgatives
& balfamiques, pour ne point douter de leur vertu pour les Afthmes

& pour bien d'autres maladies de poitrine, pour lesquelles il semble qu'elles sont faites. Je ne croy pas que vous soupçonniez qu'il y ait d'autre mineral dans nos Eaux que le Sel nitre des Anciens qui abonde en Alcaly volatil, qui est un veritable Baume de soûfre naturel pour les Poûmons. On n'a jamais trouvé la moindre ombre de Vitriol ny d'alun dans aucune de nos Fontaines, ny aucunes aciditez, puis qu'elles ne caillent aucunement le lait ; au contraire, empêchent à tous les acides de le coaguler, & s'il l'étoit, elles luy redonnent sa fluidité. C'est ce que j'espere faire voir au public par bien des experiences que je feray, ou plûtôt que je reitereray. J'aurois encore exposé quelques autres causes de l'Asthme, mais ce seroit en trop dire dans une Lettre : s'il vous reste encore quelque scrupule, ou à vos Amis sur cette matiere. Puisque vous voulez continüer le commerce de Lettres avec moy, donnez-vous

N vj

la peine, Monſieur, de m'écrire, &
je vous répondray inceſſamment :
Cependant continüez, je vous prie,
à penſer à moy, & ſoyez perſuadé
que par un juſte retour je ſeray toute ma vie avec reſpect,

Monſieur,

Vôtre, &c.

A Paris ce 9. Aouſt 1684.

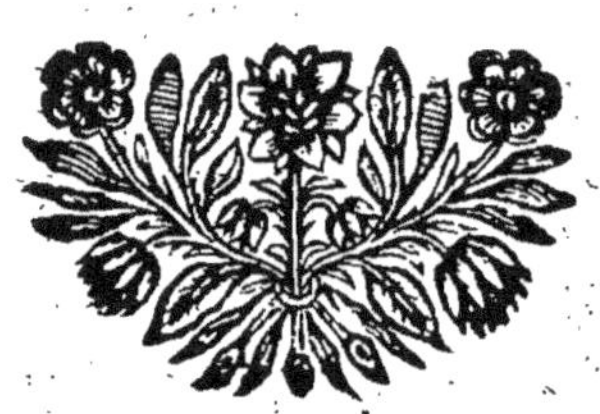

SUR

LES VAPEURS.

LETTRE VI.

JE ne croyois pas, Monsieur, qu'un auffi habile homme que vous pût me faire la queftion que vous me faites ! Quoy? il me femble que j'ay toûjours connu que vous aviez une idée fort jufte de la nature de nos Eaux & de leur merite ; cependant vous me demandez aujourd'huy fi elles font bonnes pour les Vapeurs ? Ie connois bien, Monfieur, ce que fignifie cette queftion. Vous voulez fçavoir quel eft mon fentiment touchant cette maladie à la mode (qui ne l'eft pourtant que par le nom,

comme vous fçavez) car je croy
que vous ne parlez que de ces Vapeurs dont les hommes & les femmes qui font dans le grand monde,
font incommodez; Pour vous fatisfaire, je vous diray que je ne trouve
rien de fi aisé à dire ; mais auffi rien
de fi vague que ce que la plûpart de
nous, difons à ceux qui en font tra-
vaillez; car d'abord on accufe des entrailles échauffées, un foye fumant,
des humeurs qui boüillonnent & qui
fermétent dans les parties naturelles,
qui envoyent des fumées & des Vapeurs au cerveau ; mais je ne fçai pas
encore un Medecin qui nous ait dit
quelle eft la route ou le chemin que
ces fumées tiennent pour arriver au
cerveau : & ce qui eft de plus defo-
lant, c'eft que beaucoup de ceux qui
traitent les Vapeurs, bâtiffent fur ce
fondement que ce font des vifceres
fumans, des entrailles échauffées,
des matieres chaudes & brûlantes
qui les produifent, & donnent toûjours beaucoup de Remedes rafraî-

chiſſans, dont ils ne tirent pas grand honneur; à quoy ayant réflechy fort ſouvent, parce qu'un tiers des malades qui nous viennent à Vichy ſont incommodez; J'ay penſé que le ſiege le plus ordinaire, pour ne pas dire l'unique, eſt le fond de l'eſtomac, dans lequel il ſe fait un amas de cruditez par toutes les cauſes qui les peuvent produire, & que je paſſe ſous ſilence. Ces humeurs crûës ſe côlent & s'attachent dans les rugoſitez de la tunique veloutée, y croupiſſent long-têms, & émouſſent la pointe des ferments, ce qui produit de nouvelles matieres plus ou moins ſuivant la nature des alimens. Ces humeurs refroidiſſent l'eſtomac, la chaleur des parties voiſines les pouſſe, & les fait gonfler, d'où naiſſent ces exploſions que nous appellons des vents; leſquels ſe communiquent plûtôt de l'eſtomac à la rate par le petit vaiſſeau, que de la rate à l'eſtomac. Ces exploſions ou ces vents ne ſont autre choſe qu'un air, qui étant raréfié s'échape avec bruit des matieres dans lesquelles il étoit comme incarceré, & s'échapant il enleve quelques parties aqueuses sulfureuses pourtant, & se répandant dans la capacité de l'estomac, il en heurte les parois, s'insinuë dans l'embouchûre des capillaires de la huitiéme paire des nerfs dont toute la Tunique interne est parsemée: ainsi il embarasse les esprits animaux, les repousse dans leur centre, trouble leur mouvement, remplit la tête, & met la confusion dans toutes les fonctions animales, d'où suivent tant de differens accidens, l'apoplexie même. Voilà, Monsieur, les notions les plus raisonnables que j'ay pû former des Vapeurs, aprés y avoir bien pensé plusieurs fois. Je suis assuré d'une chose que jamais on ne trouvera un canal ou conduy qui porte ces Vapeurs autre que les nerfs; & on me feroit un plaisir singulier de m'écrire contre cette opinion, car je ne demande qu'à connoître la verité. Que ce soit aussi une matiere

froide, flegmatique & glaireuſe qui
en eſt la cauſe materielle, je n'en
doute point ; auſſi je ſuis tres-perſua-
dé que les Remedes qui fondent,
qui conſomment ces humeurs, remedient mieux aux Vapeurs que
tous les autres, & ainſi il ne faut pas
s'attacher aux Remedes rafraîchiſ-
ſans, mais aux Remedes diſſolvans.
Le Caffé & le Thé ſont à mon ſens
de tres-bons remedes contre les Vapeurs, & autres de cette nature, & les
Eaux Minerales qui portent avec elles un diſſolvant univerſel des côles
& des glaires, peuvent-elles qu'elles ne remedient aux Vapeurs , &
qu'elles n'empêchent leur retour en
fortifiant l'eſtomac. Ce n'eſt pas que
l'on boit ſi peu de têms de ces Eaux,
& ſi promtement, qu'elles ne font
que gliſſer ſur ces matieres. D'où
vient que tous les malades qui ſont
ſoulagez ne guériſſent pas toûjours.
Je croy, Monſieur, que vous ſerez
content, car je me ſuis expliqué à
vous d'une opinion dont je n'ay ja-

mais rien dit à perfonne, je ne fçay fi elle fera de vôtre goût, je le fouhaite de tout mon cœur, parce que vous êtes un grand Phyficien, dont le Jugement fera pour moy décifif: J'ay beaucoup de foy pour la penetration de vôtre efprit. Réflechiffez un peu, je vous prie, fur cette opinion, & vous m'en écrirez vôtre penfée à loifir. Cependant croyez, Monfieur, que vous n'avez pas un meilleur Amy que moy, qui feray toûjours,

Vôtre tres-humble ferviteur.

A Paris ce 22. Mars 1685.

F I N.

luy accorder nos Lettres fur ce ne-
ceffaires. A ces Causes vou-
lant favorablement traiter l'Expofant, Nous luy avons permis & accordé, permettons & accordons par
ces Prefentes, de faire imprimer
ledit Livre, par tel Imprimeur ou
Libraire, en tels volumes, marges
& caracteres, & autant de fois que
bon luy femblera pendant le têms
de dix années confecutives, à commencer du jour qu'il fera achevé
d'imprimer pour la premiere fois,
iceluy vendre, faire vendre, debiter, & diftribuer par tout nôtre
Royaume: Faifons deffences à tous
Libraires, Imprimeurs, & autres
d'imprimer, faire imprimer, vendre
& debiter ledit Livre, fous quelque
pretexte que ce foit, même d'im-
preffion étrangere, ou autrement,
fans le confentement de l'Expofant,
ou de fes Ayans caufes, à peine de
confifcation des Exemplaires con-
trefaits, trois mille livres d'amende
payables fans déport par chacun des

contrevenans, applicable un tiers à
Nous, un tiers à l'Hôtel-Dieu de
Paris, & l'autre tiers à l'Expofant,
de tous dépens, dommages & inte-
refts, à la charge d'en mettre deux
Exemplaires en nôtre Biblioteque
publique, un en celle du Cabinet
des Livres de nôtre Château du
Louvre, & un en celle de nôtre
tres-cher & feal Chevalier le Sieur
LE TELLIER Chancellier de France; de faire imprimer ledit Livre en
beaux caracteres & papier, confor-
mément à nos Reglemens, & re-
giftrer ces Prefentes és Regiftres de
la Communauté des Marchands Libraires de nôtre Ville de Paris, à
peine de nullité des Prefentes, du
contenu defquelles vous mandons
& enjoignons faire joüir & ufer ledit Expofant pleinement & paifible-
ment, faifant ceffer tous troubles &
empêchemens contraires : Voulons
qu'en mettant au commencement ou
à la fin dudit Livre l'Extrait des
Prefentes, elles foient tenuës pour

deuëment signifiées, & qu'aux coppies d'icelles collationnées par un de nos amez & feaux Conseillers Secretaires, foy soit ajoûtée comme à l'Original. COMMANDONS au premier nôtre Huissier ou Sergent sur ce requis, faire pour l'execution des Presentes tous Actes necessaires sans demander autre Permission; CAR tel est nôtre Plaisir. DONNE' à Versailles le treiziéme jour du mois d'Avril; l'An de Grace mil six cens quatre-vingt-cinq, & de nôtre Regne le quarante-deuxiéme. Signé, Par le Roy, PIROT.

Regiſtré sur le Livre de la Communauté des Libraires & Imprimeurs de Paris, le 23. Février 1686. suivant l'Arreſt du Parlement du 8. Avril 1653. & celuy du Conseil Privé du Roy, du 27. Février 1665.

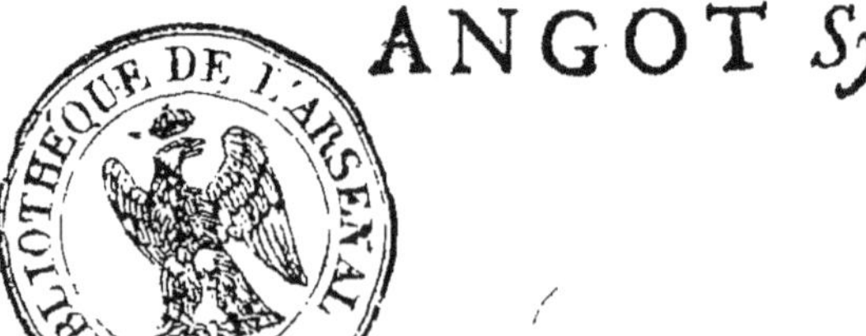

ANGOT *Syndic.*

JE sous-signé, cede le present Privilege à ROBERT PEPIE, Marchand Libraire à Paris, pour en joüir comme moy-même, suivant l'accord fait entre nous ce jour-d'huy 20. Février 1686.

FOUET, Medecin du Roy.

Achevé d'imprimer pour la premiere fois le 15. Mars 1686.

Les Exemplaires ont été fournis.